全国职工素质建设工程
培训教材系列

·修订版·

全国现代家政服务岗位培训专用教材

催乳师培训教材

执行主编　陈辰

中国工人出版社

图书在版编目（CIP）数据

催乳师培训教材 / 全国现代家政服务岗位培训专用教材编写组编. —2版（修订本）.—北京：中国工人出版社，2015.9

ISBN 978-7-5008-6234-5

Ⅰ.①催… Ⅱ.①全… Ⅲ.①催乳－技术培训－教材 Ⅳ.①R271.43

中国版本图书馆CIP数据核字（2015）第213675号

催乳师培训教材（修订版）

出 版 人　芮宗金
责任编辑　李素素　李　丹
责任校对　赵贵芬
责任印制　栾征宇
出版发行　中国工人出版社
地　　址　北京市东城区鼓楼外大街45号　邮编：100120
网　　址　http://www.wp-china.com
电　　话　（010）62350006（总编室）　（010）62005039（出版物流部）
　　　　　（010）62382916（职工教育分社）
发行热线　（010）62005996　（010）82075964（传真）
经　　销　各地书店
印　　刷　三河市文通印刷包装有限公司
开　　本　710毫米×1000毫米　1/16
印　　张　8.25
字　　数　130千字
版　　次　2015年9月第1版　2019年12月第22次印刷
定　　价　25.00元

出版说明

《催乳师培训教材》是依据全国职工素质建设工程教材开发与规划的总体要求，在全总职工素质建设工程领导小组的指导下，由全总保障工作部、中国家庭服务业协会联合北京红墙嘉顺教育咨询有限公司及有关专家，根据国家职业标准，共同编写的“全国现代家政服务职业培训专用教材”之一，也是全国总工会、商务部、财政部联合实施的家政服务工程指定培训教材。

本教材自2012年出版以来得到了读者的认可，已多次加印。为了进一步满足社会的不断发展和用户需求的变化，我们对市场做了调研，并据此对书中内容作了更新和删改，推出了修订版。

本教材从当前催乳师的市场和社会需求出发，以催乳师职业资格认证标准和技能要求为依据，从催乳师的职业概述、乳房的基本知识、催乳师乳房护理实操按摩、指导产妇进行正确的母乳喂养、乳房保养知识及方法等几方面分层次介绍，条理清楚、体系完善、内容清晰、实操性强、文字通俗、贴合实际。在乳房护理实操按摩等章节中编配了相应的图片和操作步骤说明，图文并茂。在技能实训方面，本书参照国家相应职业标准，根据当前社会对该岗位能力要求，结合本行业专家多年的培训与实践成果编写而成，具有科学性和广泛的适用性。

本书是《高级母婴护理师培训教材》的配套教材，我们组织有关专家开发了培训大纲和考核题库。学员通过与中国工人出版社出版的《高级母婴护理师培训教材》配套学习、培训，并通过考核，可获得人社部颁发的“高级母婴护理师岗位能力证书”。本教材作为全国工会系统“全国家政服务工程”指定培训教材，欢迎各地工会和家政培训机构使用。有关培训、考核和证书颁发的具体事项，请联系中国工人出版社“全国工会家政服务工程项目办公室”，联系电话：010－82075964。本书执行主编为北京红墙嘉顺教育咨询有限公司高级培训师陈辰。北京华夏中青特聘专家刘琳等为本书做了部分审稿工作。

编　者

序 言

中国家庭服务业协会会长 张文范

随着经济社会的发展和收入水平的提高,人们对生产方式和生活质量有了更多更高的追求,消费结构加快由生存型向发展型、享受型转变,花钱买平安、买健康、买知识、买时尚、买休闲成为消费新需求。服务业特别是生活服务业和公共服务业,为老百姓提供各种精神文化产品和公共服务,与老百姓日常生活密切相关。加快发展服务业,对于满足老百姓多样化的服务需求、推进基本公共服务均等化、提高人民群众生活品质,具有十分重要的意义。从这个意义上说,加快发展家庭服务业,就是保障和改善民生。

家庭服务业是面向老百姓的服务业,具有覆盖面广、劳动密集、便民惠民等特点,在促进消费、吸纳就业等方面具有重要作用。2010 年 9 月,国务院办公厅印发《关于发展家庭服务业的指导意见》(国办发〔2010〕43号),明确指出"要大力发展家庭服务业,为家庭提供多样化、高质量服务,带动相关产业发展,扩大服务消费"。具体的政策措施有以下五点:"加强统筹规划、规范市场秩序、加强就业服务和职业技能培训、切实维护家庭服务从业人员合法权益、加大财税等政策扶持力度",文件指出:"从我国实际情况出发,重点发展家政服务、社区服务、养老服务和病患陪护,满足家庭的基本需求;因地制宜地发展家庭用品配送、家庭教育等,满足家庭的特色需求。鼓励各种资本投资创办家庭服务企业,培育家庭服务市场,推进公益性信息服务平台建设。实施社区服务体系建设工程,统筹社区内家庭服务业发展。"

目前,家庭服务业正在成为我国大中城市居民消费的重要部分。但我国居民的最终消费率仍然大大低于国际平均水平。发展家庭服务业不仅会直接带动内需的增长,还可以促进生活方式的转变和消费热点的形成。发展家庭服务业,以帮助中高收入家庭提高生活质量为新增长点,带动中低收入者提高收入水平和消费能力，重点惠及解决民生问题的薄弱环节和潜力领域，给社会带来双赢。未来家庭服务业的蓬勃发展，将使服务业成为国民经济的主导产业，围绕城镇1.9亿个家庭，将诞生一个庞大的联接城乡的家庭服务产业链。

党和政府强调着力保障和改善民生，发展以家庭为服务对象、向家庭提供劳务、满足家庭生活需求的家庭服务业，是保障和改善民生的重要举措。在政府的眼里，家庭服务业是对家庭运转和发展具有直接、重要的公共影响的服务业，是第三产业中新的经济增长点，千方百计让人民富裕起来，符合我国政府的重要执政理念；在经济学家、社会学家看来，家庭服务业作为21世纪的十大朝阳产业之一，必将对经济发展、社会稳定、人民福祉发挥重要作用；在劳动者心目中，家庭服务业是新的就业机会，是实现劳动者就业权益的重要途径；对家庭来讲，家庭服务业意味着家务劳动社会化，人们生活多样化，是人们注重生活品质的必然要求。家庭服务业已成为一个为国分忧、为民解愁，为千万个家庭提高生活质量，提高民族素质的社会需求。未来家庭服务业的市场需求量将不断扩大，家庭服务业的门类将日益宽广，家庭服务业的前景广阔。

据2009年的统计数据，全国已有家庭服务企业和网点50多万家，从业人员1500多万人。我国家庭服务业还存在着劳动力供给总量矛盾，即家庭服务业的“繁荣”景象与专业从业人员不足的矛盾，除传统家政服务，高层次的家庭专业服务还有很大的发展空间。经初步测算，从事家庭服务业的人数不到需求人数的30%，还有1400万左右的潜在就业岗位有待开发。据有些城市调查，家庭服务员被列为市场需求“非常紧缺职业”之一。

因此，我非常高兴地看到由工会系统和行业专家共同组织编写的“全国现代家政服务职业培训专用教材”在广大作者、编辑的艰苦努力下正式出版。教材全面系统地讲解了家庭服务行业的从业环境、法律规章、职业技能和必备知识，是一套较全面的家政服务职业培训教材。希望中国家庭服务业协会的各会员能积极使用本教材，为下一步教材的改进修订提供帮助，以便更好地培养现代服务业技能人才，为增加人民群众生活福祉服务。

张文范

2011年10月

目 录

第一章

催乳师职业概述

本章学习目标

1. 了解催乳师的基本职责和职业定义。
2. 了解催乳师的服务对象和护理时间。
3. 了解催乳师从业的基本要求。
4. 了解催乳师的职业道德要求。

第一节　催乳师岗位概述

一、催乳师的职业定义

催乳师是指从事产褥期妇女乳房护理和乳房保健专业工作的人员，其主要工作是通过手法和技巧进行乳房护理和保健，排除或减轻产后妇女容易出现的由于乳房胀痛、乳汁淤积、乳腺管阻塞等而引起的乳汁分泌不畅症状，而不是对病理性乳房进行治疗。

取得职业资格的催乳师，必须掌握有关乳房的基本知识，了解母乳喂养的好处，善于观察和辨别产褥期乳房出现的乳汁分泌不畅问题，基本掌握与乳房相关的中医知识，准确掌握相关穴位的位置及其作用，熟练运用不同的手法和技巧，有针对性地对产褥期妇女在哺乳过程中出现的乳房问题进行护理和保健。催乳师对产妇进行护理的宗旨是：以母乳喂养为基础，减少产褥期乳房疾病的发生，让产妇尽量享受母乳喂养的温情和美好时光。

二、催乳师的基本职责

催乳师的基本职责包括以下四个方面：

（1）解决产妇的母乳喂养问题，鼓励产妇母乳喂养，并帮助产妇树立母乳喂养的信心。

（2）根据产妇的哺乳问题进行专业护理和技能操作，并针对产妇的特点和心理状态进行心理疏导。

（3）采取科学有效的方法对产妇进行产褥期乳房护理及问题处理，并在处理过程中观察效果和发现新的情况，以便及时修改护理方案，预防并发症。

（4）向产妇宣传科学育婴知识和母乳喂养知识，并进行保健指导及咨询工作。

三、催乳师的服务对象

乳房生理结构正常、身体健康但产后缺乳和无法泌乳的产妇都是催乳师的服务对象。针对产妇的不同情况，催乳师可提供的服务主要包括以下八个方面：

（1）产后无乳的产妇：促进乳汁分泌。

（2）产后泌乳少的产妇：增加乳汁分泌。

（3）产后乳汁淤积的产妇：疏通乳腺管，使排乳通畅。

（4）乳头凹陷、扁平的产妇：使用正确的方法帮助产妇实现正常哺乳。

（5）乳头皲裂的产妇：进行及时护理，帮助产妇喂养婴儿。

（6）患急性乳腺炎的产妇：消炎之后通过按摩、外敷等物理治疗方式，疏通乳腺，缓解症状。

（7）有其他乳房疾病的产妇：及时发现问题，指导其正确就医。

（8）由于哺乳问题而产后抑郁的产妇：对产妇给予生活上的关心，给她们讲解乳房知识，正确疏导，鼓励哺乳，安抚情绪，树立信心。

四、催乳师的护理时间

一般而言，产后半小时即可开奶，开奶时间越早越好。剖宫产 24 小时后，自然生产 17 小时后可按摩催乳。在整个哺乳期内无乳腺疾病和其他不宜哺乳的疾病的产妇，均可进行产褥期乳房护理。

五、催乳师的服务流程

1. 前期沟通

（1）倾听客户需求，推荐合适的催乳服务。

（2）明确客户的现状，服务的内容、时间、地点和费用，客户确认后签订合同，支付定金。

2. 入户服务

（1）合同预定时间到，催乳师进行上门服务前准备。

（2）催乳师上门评估产妇状况，了解产妇全身情况、乳房情况、心理状态，及时调整服务方案。

（3）催乳师提供乳房护理服务，准备按摩棒、按摩梳、乳凝胶、吸奶器、毛巾等物品，并进行服务日志记录。

3. 服务结束与后期跟踪

（1）对客户进行服务过程满意度调查，评估服务质量。

（2）催乳师移交服务日志，并进行后期跟踪服务。

六、催乳师的市场及就业前景

1. 市场现状

母乳喂养是一个由世界卫生组织提倡的概念。一方面，随着人们文化水平的提高，这一概念已经作为一个常识性观念被普遍接受。另一方面，人们对优生优育的认识和对下一代的重视，也使得很多孕妇在孕期就开始关心哺乳问题。无论是在孕期的相关培训和学习中，还是在孕期体检时跟医生的交流中，她们早就接受了母乳喂养的观念。然而，在中国每年两千多万名产妇中，出现缺乳、少乳等症状的妇女占相当大的比例，尤其是在城市里，这一比例会更高。这便催生了一个新型职业——催乳师。她们以关注乳房健康、关注下一代成长为出发点，为产妇产褥期乳房提供全方位的呵护。

催乳师的市场需求相当大，根据相关报道，全国需求量大约为一百多万人，而即使是在大中城市，相关从业人员的数量也非常少，绝大部分县级地区的专业催乳师数量几乎为零。绝大部分现有的从业人员都是从按摩从业人员或月嫂改行而来的，没有经过正规的培训，更没有资格证书，不具备职业资格，因而所提供的服务往往名不副实。更有甚者，比如没接受过正规培训的月嫂，不了解乳房的基础解剖知识和产妇乳房的具体情况，按照自己道听途说的方法进行乳房按摩，结果使乳房问题变得更加严重。因此，催乳师市场迫切需要规范化和专业化，这需要政府部门的管理和引导。有了规范和管理的市场，这个行业才更具有活力和发展前景。

2. 市场潜力

母乳是婴儿最理想、最天然的食物，特别是初乳中含有大量高活性的免疫物质，可以直接提高婴儿的免疫力。母乳喂养还可以促进产妇子宫收缩，促进恶露排出。母乳喂养经济、卫生、安全，这些优势为催乳师的市场推广创造了有利条件。

很多初为人母的年轻女性，对科学坐月子及科学育儿方面的知识懂得较少，催乳师可以把这些专业知识普及到每位产妇，这有利于提高中国母亲的素质，促进中国下一代儿童的健康成长。因此，产妇很容易接受催乳师的温馨服务。

与此同时，多数现代女性不注重乳房保养，而哺乳期正是减少乳腺增生等疾病的良好时机，产褥期乳房护理技术可以有效解决这些问题，这也使催乳师越来越多地受到现代女性的追捧。

3. 就业前景

月嫂这一职业诞生于世纪之交，到现在已经发展了十多年，其工资标准从刚开始的两千元左右，到现在的五六千元，甚至一万多元，工作也越来越细化。独立于月嫂的职业催乳师，在中国还处于刚刚兴起的阶段。这一职业的诞生，顺应了市场发展的需要，满足了现代人提高生活品质的需求，是一种生活方式的变革。随着生育高潮的到来，全国每年有近两千万名婴儿出生，产褥期乳房护理市场的目标人群数量巨大，而产褥期乳房护理行业尚属启蒙阶段，市场切合点仍在初建时期，整个市场处于供不应求的状态。可以预测，催乳师必将像月嫂职业一样，需求量越来越大，发展前景十分可观。尤其是在眼下的月子会所热潮中，催乳师职业正在以惊人的速度蓬勃发展，急需专业的人才队伍来满足市场健康发展的需要。

第二节 催乳师岗位要求

一、催乳师从业的基本要求

催乳师有一定的从业要求，不是任何人都可以步入这个行业的，催乳师从业的基本要求包括以下八个方面：

（1）身体健康，无传染病。

（2）有一定的母婴护理知识，了解产褥期妇女的生理特点及护理需求。

（3）具有亲近感与积极性态度，和蔼可亲，动作敏捷、轻柔，说话文雅。

（4）有一定的表达能力，说话明确清楚。

（5）仪表整洁，性格开朗，有耐心，热爱本职工作，工作认真负责，对服务对象关心体贴，全心全意为客户服务。

（6）掌握中、西医学专业的基础知识和操作技能。

（7）了解产褥期妇女常见的心理问题，并具备指导产妇及其家属科学育婴、母乳喂养的能力。

（8）了解催乳师的素质要求和道德要求。

二、催乳师的职业素质

现代母婴服务市场的竞争已经进入了服务制胜的时代，以服务为导向的经营和创新已经成为母婴服务企业的基本战略选择，确立现代母婴服务市场理念已经成为其实现可持续发展的必要条件。催乳师作为母婴服务行业中的重要岗位，必须具备良好的职业素质与职业道德，树立现代母婴服务市场理念，只有这样才能适应市场的需求和社会的发展。

1. 树立现代服务市场理念

所谓服务理念，是指母婴服务企业为客户提供服务的基本思想和观念，是一定时期母婴护理行业对服务活动、服务过程、服务结果的理性认识。催乳师的服务理念主要包含以下六个方面：

（1）以客户为中心的理念。

以客户为中心，也即一切从客户的需要出发，为客户着想，让客户满意。催乳师在服务的过程中，一定要确立客户至上的理念，认真按照客户的意愿行事，主观意识不能太强；要为客户着想，从其需求出发，千方百计做好服务工作。

（2）客户满意的理念。

客户满意理念是在以客户为中心理念的基础上不断发展形成的。这要求催乳师认识到母乳喂养的重要性，并在整个服务过程中尽最大可能满足客户的需求，同时及时跟踪和研究客户的满意度，以此设立、调整和改进催乳技巧。

（3）亲情服务的理念。

催乳师在服务过程中，要理解客户渴望的是母亲式、姐妹式的亲情服务。催乳师只有确立亲情服务的理念，才能发自内心地服务客户，才能在工作中充满热情，才能精心体贴地做好每一项琐碎的日常工作。凡受到欢迎和赞美的催乳师都具备这样的共同点：用真情去服务，心贴心地送去关爱，千方百计地让客户感受到愉悦和舒心。

（4）超值服务的理念。

超值服务就是指用爱心、诚心和耐心给客户提供超越其心理期望的、超出常规的服务。大多与催乳师签约的客户，在提到服务费用时难以启齿，但心里不免会想："值这么多钱吗？"可以说，这是大多数客户购买催乳服务时的普遍心理。要让更多有需求的客户心悦诚服地认同服务价格，最好的办法就是让其在接受服务的过程中感受到超值服务。

催乳师一定要了解和掌握客户基本的心理期望，并在满足其最基本需求的同时，尽快提供更专业、更及时、更有技巧的服务，让客户在享受服务的过程中得到更大的满足。

（5）智能服务的理念。

智能化服务是知识经济的具体体现之一，也是母婴服务企业在经营服务过程中，凭借服务人员自身高尚的职业道德、先进的服务理念、精湛的职业技能和独特的服务风格，赢得良好的经济效益和社会效益，并被广大客户认可为集知识、质量、信誉、形象于一身的最佳集中体现。催乳师要时常保持一种"空杯心态"，不断学习、掌握更多与时俱进的护理理念和技能。特别是中（高）级催乳师要不断扩展知识，不仅要懂得怎么做，更要探究为什么这么做，并能从实际出发，解决护理工作中的一些难题，切实为客户解决母乳喂养问题。

（6）绿色服务的理念。

绿色代表生命、健康和活力，象征着希望和生机。国际上对绿色的理解通常包括生命、节能、环保三个方面。绿色消费的内容非常广泛，不仅包括绿色产品，还包括能源的有效使用，对生存环境的保护等，可以说涵盖服务行为、消费行为的方方面面，把“绿色”从环境上升为人性化的关怀。从这个角度来说，母乳喂养是一项至关重要的“绿色行动”。

2. 催乳师应具备的职业素质

母婴服务行业正处于激烈的市场竞争中，虽然竞争的表现形式多种多样，但是更多地集中在管理者及催乳师的综合素质方面。现代母婴服务业向客户提供的所有项目都要经过员工的精心工作、热情服务和熟练技能来体现和完成。因此，催乳服务能否达到一流的水平，能否让客户满意，关键取决于员工素质，即催乳师的职业道德、职业意识、业务素质和心理素质。

（1）催乳师的职业道德。

催乳师的职业道德是指其在从事服务工作时必须遵循的与其本职业活动紧密联系的行为准则。职业道德受个人素质、社会环境与良心的制约。作为一个催乳师，如果在工作岗位上不讲职业道德，除了难以胜任本职工作之外，还有损社会风气。

（2）催乳师职业道德的主要内容。

①遵守法律法规，遵守社会公德，遵守公司的各项规章制度。

②讲信誉，重承诺，守信用，努力用自己一言一行的真诚服务，赢得客户的信任。

③爱岗敬业，尽职尽责，提供主动、热情、耐心、周到的服务，维护良好的催乳师形象。

④努力学习产褥期乳房护理的相关知识，不断提高业务水平和服务质量。

⑤讲究文明礼貌，尊重客户，不提过分要求，不打听和泄露客户隐私。

⑥杜绝不良习惯和行为，不做非分之事和有悖道德规范之事。对工作中的失误，要勇于承担责任。

（3）催乳师的职业意识及知识储备。

树立良好的职业意识并具备一定的知识素养是催乳师不断提高服务质量的重要基础。一般来说，催乳师的职业意识包括服务意识、客户意识、“5S”精神和知识储备。

①服务意识。

21世纪，母婴服务行业的竞争优势越来越多地来自于无形的服务。在这个服务备受重视的时代，每一个催乳师必须要牢记“我是一个为客户服务的催乳师”，服务态度的好坏，服务质量的高低，客户是最后的裁判。只有客户满意，催乳市场才能生存和发展。因此，每个催乳师必须树立服务意识，以客户的感受、心情、需求为导向，向客户提供所需要的服务。催乳师的服务意识包括三个方面的含义：

第一，催乳师在服务的过程中，必须严格按照企业有关规定履行岗位职责，规范操作，要在仪容仪表、言谈举止、服务操作等方面做到位。

第二，催乳师一定要设身处地为客户着想，理解客户的需求，向客户提供所需的服务。

第三，服务是一种态度，是催乳行业进入消费市场的有效方式。催乳师的服务态度包括对服务的认知评价，对服务活动的情感体验和服务行为倾向。服务态度的形成过程要经过三个阶段：服从、同化和内化。所以，催乳行业要在竞争中不断取得发展的优势，必须不断开拓、创新服务观念。

②客户意识。

催乳服务的一切活动都是围绕客户母乳喂养成功来进行的。因此，作为一名催乳师必须心中有客户，把客户的信任看成是对自己的鼓励，时刻站在客户的立场上，设身处地地替客户着想。在有些催乳师头脑中，客户只是消费者的代名词。他们不能理解沃尔玛“顾客永远是对的”这样的信条，在他们看来，客户就是来购买服务的一般人群，把客户等同于普通人群。这是一种误区，催乳师必须正确认识自己的客户——“客户就是我们的衣食父母”。

如果催乳师有了上述认识，就能理解自己所从事工作的价值、责任和企业利益。只有在任何时候、任何场合都为客户着想，为企业着想，催乳师所提供的服务才会是发自内心的，脸上才会永远绽放真诚的微笑。

③“5S”精神。

“5S”精神是指：Smile 微笑、Sincerity 真诚、Speed 迅速（快捷）、

Smart 灵巧、Study 学习（钻研）。特别需要强调的是 Sincerity 真诚，它是“5S”中最关键的一条。所谓真诚就是催乳师要发自内心地服务客户，并抱有一种全身心投入的工作态度。

④知识储备。

催乳师需要储备的知识包括岗位专业知识和相关扩展知识。

岗位专业知识主要是指催乳技能和相关基础理论知识，包括母婴护理工作知识（如母乳喂养的概念、母乳喂养的好处、母乳喂养的姿势）、日常营养保健知识、婴儿早期教育开发知识、科学喂养知识、常见疾病预防知识、语言技巧和沟通技能等。

扩展知识包括相关妇幼医学基础知识、心理健康和心理咨询基础知识、人文知识和思想修养等。中（高）级催乳师除了要掌握本岗位的专业知识和较广博的相关知识外，还应具备在实践中发现问题、解决问题的能力，不仅要知道应该怎么做，更要找到这么做的理论依据。

总之，催乳师要具备丰富的知识储备，只有坚持与时俱进，努力学习和积累更多的知识，才能促进母乳喂养成功，把催乳服务工作做得更好。

3. 催乳师应具备的心理素质

母婴服务市场的激烈竞争对催乳师心理素质的要求越来越高。催乳师应具备的心理素质是指其在服务工作中必须具备的心理品质和个性特征。

（1）个性因素。

催乳师的服务效果直接受其个性倾向（兴趣、需要、动机、信念）以及个性特征（能力、气质、性格）的影响。如果其具有良好的个性素质，就会对服务工作产生积极的影响，客户满意度就会提高。

①良好的沟通能力。亲和的态度、精练的服务用语以及令人愉快的声调可以使客户及时消除陌生感，大大提升服务效果。

②端庄、大方、热情、开朗的气质。杜绝举止轻浮、表情冷漠、行动怠慢等不良表现。催乳师的高雅气质是长期服务实践所锻炼培养出来的。美的气质会使客户产生信赖感和愉悦感，给客户留下良好的印象。

③良好的性格。所谓性格就是一个人的态度、习惯和情感的总和。性格会影响催乳师与客户交往合作的融洽程度及工作的成败。

表 1－1　优秀催乳师应具备的性格

忠诚	整洁	自律
爱心	守时	自信
爱学习	正直	热情
创造性	敬业	体谅
自我控制	团结协作	宽容

④良好的行为习惯。一些资深的催乳师在服务工作中具有自己独到的经验和方法，这在一定程度上得益于她们多年养成的良好行为习惯。

（2）情感因素。

催乳服务是人对人的服务。提供服务的催乳师和接受服务的客户在服务过程中相互作用。一般来说，催乳师积极主动地工作，客户对服务就满意，就会给予肯定和赞许。相反，催乳师态度冷淡、工作消极，客户对服务就不会满意，就会提出批评，甚至要求退单。因此，催乳师必须具备良好的情感素质。这种素质主要表现在情感的倾向性、情感的稳定性、心境的自我控制和调节等方面。

①情感的倾向性。情感的倾向性是指催乳师的情感经常指向于某一事物及其性质。优秀的催乳师在工作中具体表现为以服务为乐趣，充满爱心和责任感，忠于职守，不计较个人得失，积极进取等，她们不会因为遇到困难就打退堂鼓。

②情感的稳定性。情感的稳定性是指催乳师的情绪稳定与情感稳固的程度。优秀的催乳师对自己从事的工作具有稳定的情感，表现为热爱工作，能够成功地引导产妇进行母乳喂养。

③心境的自我控制和调节。心境是一种比较微妙、持久，并具有弥漫性的情绪状态。优秀的催乳师能正确控制自己的心境，经常保持良好的心态。当发现自己的心境不佳时，能及时加以调整、控制，调节自己的情绪，为每一个客户提供最好的服务。

（3）心态因素。

一个人在做任何事情时，首先会有一种心态。心态积极，做事情就会投入，就会充满热情；心态消极，做事情就会心不在焉，应付差事。因此，催乳师积极的心态是与客户建立和谐关系的基础。要具备良好的心态应主要做好以下三个方面：

①主动调整好个人心态。如果我们自问："我现在从事的工作是自己最喜欢的吗？"可能相当一部分人会持否定态度。原因是从事自己真正喜欢的工作很难实现，社会的发展靠的是人们不同分工与合作的统一。倘若每个人都只去做自己喜欢的工作，恐怕社会将无法称其为社会。所以，任何人都必须主动适应社会，适应环境，适应不喜欢的工作岗位。只有这样才能生存，才能发展。

②调适自己的社会心态。社会生活中人与人之间相互作用，心态也会相互影响。当看到别人比自己生活得好时，难免有些自卑或失衡；当看到不如自己的人时，难免有些得意或庆幸。这种心理变化非常普遍，不足为怪。因此，催乳师要适时地调整自己的心态，多和自己的过去比较，记住每一点进步，只有这样才能催人奋进，不断提高，增加成功的机会，生活的质量也将不断提高。

③调整自己在工作中的心态。无论从事什么工作，在工作中都应该有一个正确的心态，作为催乳师这一点尤为重要。试想，如果我们每天痛苦地面对客户，那将给客户带来什么样的感受？因此，催乳师在入户服务时，一定要时刻保持愉快乐观的心态，不断给客户提供充满爱心的服务。

4. 与客户沟通的技巧

（1）在第一时间获得客户的认同。

为什么要在第一时间获得客户的认同？因为谁赢得了客户，谁就赢得了市场。特别是在买方市场的今天，不重视客户的感受，就等于放弃市场。

催乳师向客户说好第一句话非常重要，如果客户对第一句话很满意，就会对催乳师产生信任感。那么如何说好第一句话呢？催乳师应根据不同年龄、不同性格、不同品位、不同需求的客户，说好不同的话。要认真了解、研究客户的需求，使用较为贴切的语言介绍自己，主动争取客户的接纳和信任，使客户乐于接受催乳师提供的服务，并产生与催乳师缔结服务合同的意向。

（2）留下良好的第一印象。

催乳师应尽可能地给客户留下良好的第一印象，主要包括以下几个方面：

①仪容仪表要得体。整洁大方的仪容仪表能给客户留下良好的第一印

象。因此，催乳师的仪容仪表一定要合乎服务规范。

②言谈举止要规范。催乳师的言谈举止直接影响着客户对其个人和企业的印象，如果催乳师说话亲切和蔼，动作敏捷，专业知识丰富，就会给客户留下好的印象。

③综合素质要提高。催乳师必须树立爱岗敬业的思想，有较强的责任感和事业心，把服务当作自己的本分，把信誉当作自己的生命。只有这样，才能与客户建立良好的服务关系。

（3）努力学习和掌握沟通艺术。

与客户沟通是一门学问，如何与客户深入沟通，赢得客户的高度共鸣，是催乳师在服务中需要不断探讨和解决的问题。在此，简要介绍两个基本的沟通方法。

①“四多”沟通法：多听；多问；多用乐观的语调；多用非语言沟通。

②“两少”沟通法：第一，少用“我”字。在与客户沟通的过程中，一般不用“我”字，强调“我”怎么样，容易引起客户的反感。最好多用“我们”“咱们”等，尽力缩短与客户的心理距离，增强融合感。第二，对客户的意见要酌情有技巧地回应。客户的意见，很多出于他们自己的主观感受，催乳师应从专业的角度给以解答，回答时要讲技巧，最好不直截了当地告诉客户“你不对”。因为反驳客户就等于驱赶客户，放弃市场。

三、催乳师的礼仪要求

对催乳师的礼仪要求包括以下几个方面：

（1）卫生情况。因为产妇、婴儿的抵抗力都比较差，如果不注意卫生，细菌很容易侵入。因此，催乳师应注意个人卫生，不留长指甲，不戴戒指等硬物，以免划伤产妇乳房。

（2）语言语态。语言要文明，符合中国人的传统道德观念，说话要轻声柔和，嗓门不要太高，语速不宜太快，要让产妇感到心情舒畅。

（3）礼貌要求。行为和语言都需要符合现代城市生活要求，进入房间要先轻敲房门，进屋时按照要求换拖鞋或戴鞋套，对产妇及其家人必须要称呼得当，礼貌对待，临走时要道别。

思考与练习

1. 催乳师的基本职责和工作内容是什么?
2. 催乳师的职业道德素质包括哪些方面?
3. 催乳师从业的基本要求是什么?
4. 催乳市场前景如何?

第二章

乳房的基本知识

本章学习目标

1. 了解各穴位的名称、位置及主治功能。
2. 了解寻找穴位的具体方法。
3. 了解乳腺增生硬块与乳汁淤积块的区别。
4. 熟记产褥期乳房护理穴位的名称。
5. 结合中医经络学了解乳房健康的相关知识。

第一节　乳房的结构

一、乳房的生理结构

1. 乳房的位置及内部构造

乳房位于胸肌筋膜及胸大肌的浅面，女性成年后乳房呈半球形。乳房主要由腺体、导管、脂肪组织和纤维组织等构成，其内部结构犹如一棵倒着生长的小树（图2－1）。

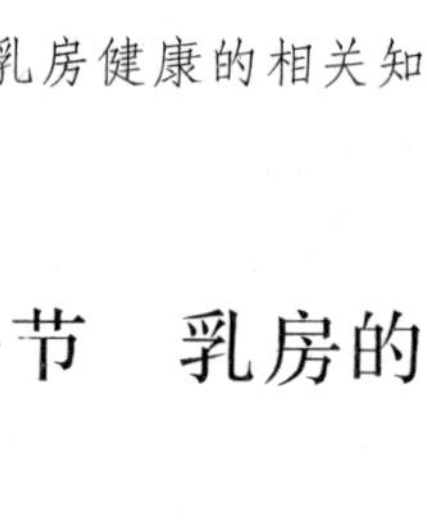

图2－1

乳头由乳房中央突出0.5～1.3厘米，由大量敏感、勃起的组织构成，表面有15～20个乳汁管道的开口，周围的色素环区域被称为乳晕。乳房腺体由15～20个腺叶组成，每一腺叶分成若干个腺小叶，每一个腺小叶又由10～100个腺泡组成。这些腺泡紧密地排列在小乳管周围，腺泡的开口与小乳管相连。多个小乳管汇集成小叶间乳管，多个小叶间乳管再进一步汇集成乳腺导管，又名输乳管。

输乳管有15～20个，以乳头为中心呈放射状排列，汇集于乳晕，开口于乳头，称为输乳孔。输乳管在乳头处较为狭窄，继之膨大，称为输乳管窦，有储存乳汁的作用。

成年女子乳房的组织结构在妊娠期、哺乳期以及绝经期，都有不同的变化。在妊娠期和哺乳期，乳房体积增大，乳腺增多、结缔组织减少，至妊娠后期，腺细胞开始有分泌作用。断奶后，乳腺组织逐渐萎缩，结缔组织和脂肪组织逐渐增生。绝经期后乳腺萎缩，腺泡退化。

乳腺组织有时可有部分突向腋窝，按摩时应注意。乳腺表面包以浅筋膜，由筋膜发出许多纤维膈至腺组织间。输乳管及腺组织周围的纤维束称为乳房悬韧带（Cooper氏韧带），与皮肤和胸肌筋膜相连（图2－2）。

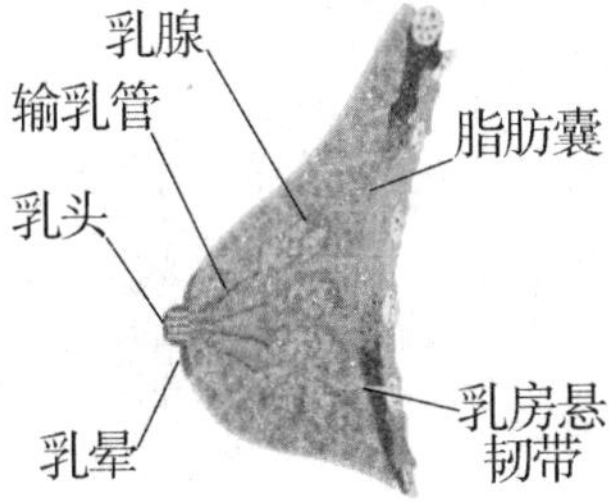

图2－2

2. 异常乳房的分类

（1）乳房异常。

①多乳畸形。

这主要是指在正常乳腺外，在乳腺的其他部位形成乳腺组织者，多余的乳房又称副乳。这种畸形常见于腋窝部的一侧或双侧，以双侧多见，偶见于女性阴部。副乳腺的体积有大有小，在经期、妊娠期或哺乳期，副乳腺也可肿胀、疼痛，甚至有泌乳功能。

②乳腺缺如。

这主要是指乳腺、乳头组织的缺失。如果同时伴有胸大肌缺损、短指并指畸形，则又称为“Polands”综合征。这个综合征是由于胚胎发育第3周时，上肢的发育受阻或者分化障碍引起的，极为少见。

③乳房不对称。

乳房不对称是相当常见的。轻度的不对称属正常现象，若两侧明显不对称，特别是一侧小乳房，一侧巨乳，则属先天性畸形。

④巨乳症。

巨乳症是一种先天畸形，常有遗传史，病因不明，可能是乳腺组织细胞的激素受体处于超敏的状态，可采用乳房缩小整形术矫正。

⑤小乳症。

双侧小乳房可能是乳房发育不良，也可能是一种先天异常。

⑥筒状乳房畸形。

筒状乳房是一种罕见的乳房畸形，由于乳晕下乳腺组织在青春期过度发育所致，依其畸形的程度不同而有不同的命名。如：筒状乳房、管状乳房、筒样不对称乳房、病样乳头乳晕、穹窿林乳头、乳头样乳房及二窥探样乳房等。其具体发生机制尚不清楚。

筒状乳房畸形有如下四个特征：

第一，乳房形状为圆柱形（筒样）而非圆锥形。

第二，乳房基底部周径缩窄，乳房下皱襞位置高于正常。

第三，乳晕很大且前突。

第四，存在第二乳房皱襞。

（2）乳头异常。

①乳头内陷。

乳头内陷多半是先天性畸形，也有后天的原因，如乳头乳房感染（乳腺炎）、外伤、肿瘤或手术造成（巨乳缩小整形术后）。乳头包含数十根乳腺管的开口，乳腺管的周围由乳晕肌肉延伸的平滑肌包裹。先天性乳头内陷常由于乳头及乳晕内的平滑肌发育不良，平滑肌伸至乳头的真皮肌束向内牵拉导致乳头内陷，有些是由于乳腺管未能导管化所致，有些是乳头深层缺乏支持组织而引起的。

根据乳头的内陷程度，乳头内陷可分成三类：第一类为部分乳头内陷，乳头颈部存在，能轻易被挤出，乳头大小与常人相近；第二类为乳头完全凹陷于乳晕之中，但可用手挤出乳头，乳头较正常小，多半无乳头颈部；第三类为乳头完全埋在乳晕下方，无法挤出。

②扁平乳头。

扁平乳头是指直径虽然在标准范围内，但是却不够突出，也就是乳头长度较短，约在0.5厘米以下。

③小乳头。

小乳头是指乳头直径与长度都在0.5厘米以下。

④巨大乳头。

巨大乳头是指乳头直径在2.5厘米以上。

⑤乳头皲裂。

乳头皲裂表现为乳头表面有大小不等的裂口和溃疡，或皮肤糜烂。有时乳头基部会发生裂痕很深的环状裂口，使乳头几乎从乳晕上脱落下来。

⑥多乳头畸形。

这种病症是由于胚胎期在乳腺上形成的乳头没有正常退化，以至于在乳腺上有过多的乳头，又称副乳头或多余乳头。男女皆可发生，总的发生率约为1‰，男性与女性之比为1∶5，常有遗传史。

多余的乳头最常见于正常乳头下内侧5～6.5厘米，在多余的乳头处，通常缺少乳腺组织。一般来说，多乳头的临床意义不大，但是当多乳头症伴随多余的乳腺组织存在时，随着年龄的增长有恶变的可能，所以应该尽早通过手术切除。

二、妊娠期乳腺的解剖结构和特点

1. 妊娠、哺乳期乳腺的正常生理特点

女性乳腺是生殖系统的一个组成部分。乳腺是许多内分泌腺的靶器官，其生理活动受垂体前叶激素、肾上腺皮质激素和性激素的影响，呈周期性改变。其中雌激素可促进乳腺导管发育，孕激素促进腺泡发育，催乳素促进乳汁生成及分泌，催产素促进乳汁排出。

妊娠及哺乳时乳腺明显增生且腺管伸长、腺泡分泌乳汁。哺乳期以后乳腺又处于相对的静止状态，平时在月经周期的不同阶段、乳腺的生理状态也受影响，呈周期性改变。

2. 乳汁的形成与分泌机制

（1）乳汁的形成。

乳汁的生成主要是催乳素的分泌增加的结果，产褥期的催乳素（Prolactin，简称 PRL）为腺垂体分泌的一种蛋白质激素，其对乳腺与泌乳的作用主要为促进乳腺发育生长，引起并维持泌乳。女性青春期乳腺发育主要由于雌激素刺激，孕激素、生长素等也起协同作用。在妊娠期，催乳素、人绒毛膜生长素、孕激素、雌激素使乳腺组织进一步发育。由于血液中雌激素、孕激素浓度过高，与催乳素竞争乳腺细胞受体，导致催乳素失去效力。若大量服用含雌激素、孕激素类的避孕药，就可能抑制泌乳。

产妇分娩后，血液中孕激素、雌激素浓度降低，催乳素开始发挥作用。催乳素的分泌受下丘脑的催乳素释放因子及催乳素释放抑制因子的双重控制。在正常生理情况下，催乳素释放的抑制因子起作用。吸吮乳头的动作会引起神经冲动经过脊髓传入下丘脑，释放因子神经元兴奋，引起催乳素分泌。而催乳素只有对发育成熟的乳腺发生作用。在催乳素的影响下，哺乳期的腺小叶内腺泡高度增生肥大，胞浆内充满明亮的乳汁。

总之，乳腺泌乳活动的调节是通过复杂的医学上称之为“神经—体液调节机制”完成的。乳汁是一种含有大量水分和各种营养素的分泌物，因而凡与营养物质和水盐代谢有关的激素如胰岛素、甲状腺素等，都和乳汁的生成与分泌有关。

（2）乳汁的分泌。

乳汁的分泌是通过泌乳反射、喷乳反射来完成的。婴儿吸吮刺激乳头的神经末梢，这些神经将此信息传达到脑下垂体前叶，使之产生催乳素，催乳素经血液输送至乳房使其泌乳。从刺激乳头到乳汁分泌的过程被称为泌乳反射或催乳反射。

当婴儿吸吮乳头时，感觉冲动传到大脑，刺激脑下垂体后叶分泌缩宫素。缩宫素经血液到达乳房，使乳腺周围的肌细胞收缩，将腺泡内的乳汁压向导管乳窦，以便于婴儿吸出。在这种作用下，乳汁有时甚至会从乳头喷出或流出，这就是缩宫素反射，也称喷乳反射。许多妇女在刚开始哺乳时会感到乳房内有挤压感，就是这个反射的作用。婴儿也需要有喷乳反射的帮助才能得到足够的乳汁，喷乳反射建立不好，乳汁流出不畅，会增加哺乳的困难。婴儿的形象、声音和母亲对婴儿的抚摩、接触也有利于此反射的建立。相反，担忧或恐惧的情绪，疼痛或困窘，以及对自己喂哺能力的怀疑，都可能抑制喷乳反射的建立，亦可阻止乳汁的流通。

乳汁内存在乳汁分泌抑制因子，这是一种多肽，如果大量乳汁存留在乳房内，抑制因子就会抑制泌乳细胞的分泌。若通过婴儿吸吮或挤奶的方式排空乳房，抑制因子被排除，乳房就能分泌更多的乳汁。这是乳房的自我保护机制，可保护乳房不致因过度充盈而受损伤。在哺乳过程中，如不注意排空乳房，常有乳汁积聚在乳房内，会减少乳汁的分泌量。

第二节　中医有关乳房的基础知识

一、经络与乳房健康

中医认为乳房的健康与经络气血密切相关，女性经络是否通畅，气血津液是否充足不仅关系到身体健康而且关系到乳房健康，比如乳房的大小、丰满程度等。

1. 肾经与乳房健康

肾为人体先天之本，肾精是否充盈不但关系到妇女的经、产、带、胎，而且关系到乳房的健康程度，因此肾经与女性乳房健康关系最为密切。

2. 脾经与乳房健康

脾胃是人体后天之本，水谷化生之源，如果先天稍有不足是可以通过后天调理而弥补的，因此女性乳房的健康程度也跟脾胃的化生水谷和运行气血息息相关。故调理脾经能使女性的乳房更健康。

3. 肝经与乳房健康

肝主疏泄，藏血生血，而中医认为女子以血为本，由于女子的生理特点往往要消耗大量的血液，而乳房的健康是需要血来濡养的，如果肝脏不好，疏泄不利，生血不足，那么乳房就成了无源之水，无本之木。因此肝经是否畅通，也会影响到妇女的乳房健康。

4. 心经与乳房健康

心主血，心藏神，心是五脏之大主；肺主气，司呼吸，为人体与自然界交流的通道。心肺功能的健全与否，经络的畅通程度也是衡量妇女乳房健康与否的重要指标。

因此，经络调理可以安五脏、调气血、充筋骨、丰乳房，带给女性健康和美丽。

二、精、气、血、津液与乳房健康

中医学认为，精、气、血、津液是人体生命活动的物质基础，既是脏腑经络及组织器官生理活动的产物，又是脏腑经络及组织器官生理活动的物质基础。乳房是人体的一个组织器官，它的发育和健康程度必然受精、气、血、津液的影响。下面就精、气、血、津液与乳房保养的关系分别论述。

1. 精与乳房健康

中医学的精是指人体内一切有用的精微物质，是构成人体和维持生命活动的基本物质。“夫精者，身之本也。”精包括先天之精和后天之精，禀授于父母，充实于水谷之精，而归藏于肾者，称之为先天之精，由饮食物化生的精，称水谷之精。

乳房是女性的重要器官，乳房的健康不仅关系到女性的美，也关系到女性的哺乳功能。精有繁衍生殖、生长发育、生髓化血、濡润脏腑的作用。若精充足而气血化生有源，气旺血足，乳房就发育良好，丰满坚挺，光滑富有弹性，则母乳充足，哺乳方便；若精亏虚而气血化生无源，则乳房瘦小，皮肤粗糙，绵软下垂，无弹性等，就会出现母乳不足、营养缺乏等症状。

2. 气与乳房健康

气是一种至精至微的物质，是构成宇宙和天地万物的最基本元素，运动是气的根本属性。人是天地自然的产物，人体是一个不断产生形气转化作用的运动有机体，气是维持人体生命活动的最基本物质，气化作用是生命活动的基本特征。中医学说认为，精、气、血、津液是构成人体的四大物质，以气血为要，而气血之中，尤以气为最。

中医认为构成和维持人体生命活动的气，有两种来源，一是先天之精气，禀受于父母，是形成胚胎的原始物质，是构成生命和形体的物质基础；二是后天之精气，包括水谷之精气和呼吸之精气。

女子以血为本，而气血关系密切，“气为血之帅，血为气之母”，血液的运行要依赖气的推动。乳房为多气多血之器官，如果气的功能减弱就会造成气滞血淤，就会产生胸闷，乳房胀痛、硬块，雀斑等，严重的还会有胁肋胀痛、气喘等症状。因此乳房的健康与气的关系十分密切。

3. 血与乳房健康

血，即血液，是循行于脉中的富有营养的红色液态物质，是构成人体和维持人体生命活动的基本物质之一。

血主于心，藏于肝，统于脾，布于肺，根于肾，有规律地循行于脉管之中，充分发挥灌溉一身的生理功能。

血与五脏关系密切，乳房的发育靠各个脏器的生理活动调节，如果血液生成不足就会影响各脏腑功能，也会影响到气的生成，进而因“精血同源，血汗同源”影响到气的舒畅、精的生成、汗的分布。女子以血为本，“血上者为乳，下者为月水”，血虚不仅会影响到乳房而且会影响到月经，如若因虚而滞者，乳房不仅得不到营养而且会导致产生硬块、肿胀等诸多疾病。

4. 津液与乳房健康

津液是人体一切正常水液的总称，包括各脏腑组织的正常体液和正常的分泌物，如胃液、肠液、唾液、关节液等，宏观上也包括代谢产物中的尿、汗、泪等。津液以水分为主体，含有大量的营养物质，是构成和维持人体生命活动的基本物质。

乳房是贮存水液的器官，特别是产褥期，如果津液匮乏，不能上升于乳房，那么就不可能有充足的奶水。青春期的女性，如果津液不足，乳房就不可能发育良好，皮肤就不可能滋润、光滑、富有弹性，乳房也不可能丰满、圆滑、坚挺。

精、气、血、津液四者在人之身，血为最多，精为最重，而津液之用为最大，分布于体表的津液，能滋润皮肤，温养肌肉，使肌肉丰润，毛发光泽。体内的津液能滋养脏腑，维持各脏腑的正常功能；注入孔窍的津液，可以使口、眼、鼻等九窍滋润；流入关节的津液，能利关节；渗入骨髓的津液，能充养骨髓和脑髓，使脏腑和，五脏安，气血顺，营养全。

三、产褥期乳房护理穴位介绍

1. 产褥期乳房护理的主要部位

产褥期乳房护理的主要部位有胸、乳房、上肢、胁肋部、下肢以及背部。

2. 产褥期乳房护理的主穴位

产褥期乳房护理主穴位有膻中、乳根、乳中、天池、神阙、膺窗、神封、中脘、脾俞、膈俞、肝俞、肾俞、肩井等（图2－3）。

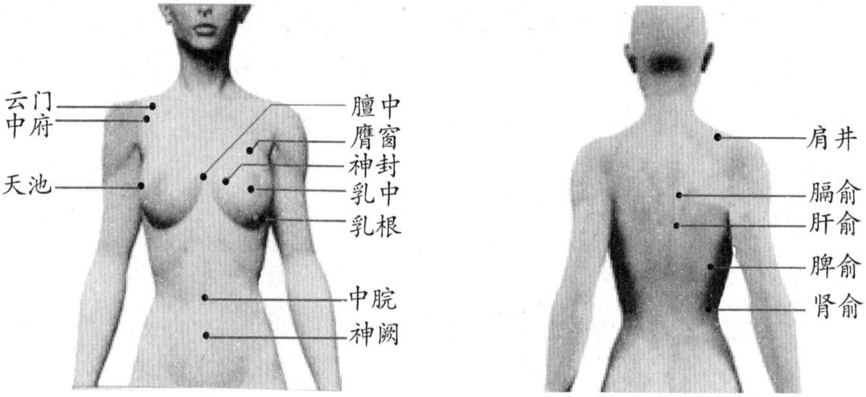

正面图　　　　背面图

图2－3

乳房护理的主要穴位名称、经属脉络、位置及功能主治如表2－1所示：

表2－1　常见穴位表

穴位名称	经属脉络	位置	功能主治
膻中	任脉	位于两乳线中点，是足太阴脾经、足少阴肾经、任脉之会	按摩该穴位可主治急性乳腺炎、少乳、咳嗽、胸痛等症
乳根	胃经	位于乳头直下，乳房的根部	按摩该穴位可主治乳少、胸满、咳嗽、肿块等症
乳中	胃经	位于乳房正中间	刺激该穴位可以起到泌乳的作用

续表

穴位名称	经属脉络	位置	功能主治
天池	心包经（募穴）	位于乳头外 1 寸第四肋间隙中	按摩该穴位可主治乳少、腑下肿、胁肋痛、乳腺炎等症
神阙	任脉	位于腹中部，脐中央交会穴处	按摩该穴位可主治中风虚脱、水肿等症
膺窗	胃经	位于胸前正中线旁 4 寸，第三肋间隙中	按摩该穴位可主治胸满、乳腺炎等症
神封	肾经	位于胸部正中线（膻中）旁 2 寸，第四肋间隙凹陷处	按摩该穴位可主治胸胁支满、不得息、咳逆、乳汁不足、卧不安、呕吐、肺痈等症
中脘	胃经（募穴）	位于人体上腹部，脐窝前正中线上 4 寸，胸骨下端和肚脐连接线中点	按摩该穴位可主治胃痛、腹胀、呕吐、泄泻、消化不良、便秘、便血等症
脾俞	膀胱经	位于人体背部，在第十一胸椎棘突下，左右旁开二指宽处（旁开 1.5 寸）	——
膈俞	膀胱经	位于身体背部，在第七胸椎棘突下，左右旁开二指宽处（旁开 1.5 寸）	——
肝俞	膀胱经	位于背部脊椎旁，在第九胸椎棘突下，左右旁开二指宽处（或第九胸椎凸骨下，左右旁开 1.5 寸）	——
肾俞	膀胱经	位于人体的背部，在第二腰椎棘突下，左右旁开 1.5 寸处	——
肩井	胆经	位于肩上，前直乳中，在大椎与肩峰端连线的中点，即乳头正上方与肩线交接处	取穴时一般采用正坐、俯伏或者俯卧的姿势，按摩该穴位可主治乳腺炎、乳少

3. 产褥期乳房护理的配穴

产褥期乳房护理的配穴有中府、云门、曲池、合谷、少泽、足三里、神阙等（图2－4）。

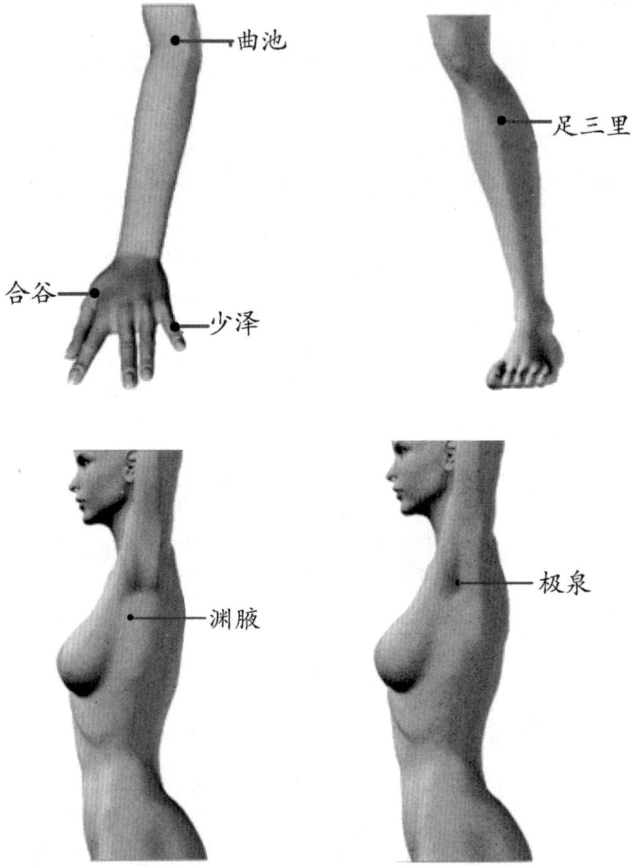

图2－4

（1）中府。

经属：肺经（募穴）。位于胸前正中线旁开6寸第一肋间骨中，经按摩可主治胸痛、咳嗽。

（2）云门。

经属：肺经。位于胸前正中线旁开6寸，锁骨下窝凹陷处，经按摩主治咳嗽，哮喘。

（3）曲池。

经属：大肠经（合穴）。位于肘横纹外侧端，屈肘，当尺泽穴与肱骨外上髁连线中点。取该穴位时患者应采用正坐、侧腕的姿势，寻找穴位时曲肘，横纹尽处，即肱骨外上髁内缘凹陷处即是。

（4）合谷。

经属：大肠经（原穴）。手背第一、二掌骨之间，约平第二手掌骨中点线处。

（5）少泽。

经属：小肠经（井穴）。距小拇指指甲角0.1寸，经按摩可主治头疼。

（6）足三里。

经属：胃经（下合穴）。位于腿外侧，外膝眼下3寸，胫骨外侧约一横指处，经按摩可主治贫血。

（7）渊腋。

经属：胆经。举臂，在侧胸部，当腋中线上，腋下3寸，第四肋间隙中，手臂的腋窝处。

（8）极泉。

经属：心经。位于腋窝顶点，腋动脉处。

（9）风池。

经属：胆经。风池穴位于后颈部，后头骨下，两条大筋外缘陷窝中，相当于耳垂齐平。或当枕骨之下，与风府穴相平，胸锁乳突肌与斜方肌上端之间的凹陷处即是。

四、产褥期乳房护理穴位取穴法

腧穴定位法也称取穴法，是确定腧穴位置的基本方法。每个腧穴都有其各自的位置，临床上腧穴定位是否准确直接影响到治疗效果。要做到定位准确就必须掌握定位的方法，常用的定位方法有三种。

1. 解剖标志取穴法

以人体有关的体表自然解剖标志作为取穴的依据，可分为固定标志和活动标志两类。

（1）固定标志。

固定标志是指不受人体活动影响而固定不移的标志，如头面部以五官眉发为标志。胸腹部以乳头、胸骨、脐孔、趾骨联合为标志。

（2）活动标志。

活动标志，指必须采取相应的动作姿势才会出现的标志，包括皮肤的褶皱、肌肉的凹陷或隆起、关节间的孔隙或手端指的部位作定穴依据。

2. 指量法

指量法是以患者的手指为标准进行测量定穴的方法。

（1）中指同身寸。

以患者中指中节弯曲时内侧两端纹头之间作为1寸，用于四肢部位定穴的直寸和背部取穴的横寸。

（2）拇指同身寸。

以患者拇指关节的横度作为1寸，也适用于四肢部的直寸取穴。

（3）横指同身寸。

食指、中指两指并拢横度为1.5寸：食指、中指、环指、小指四指并拢横度为3寸（以中指中节横纹处为准）用于四肢及腹部的取穴。

3. 找反应

穴位，也就是出现反应的地方。身体有异常，穴位上便会出现各种反应。这些反应包括：

（1）用手指压，会有痛感（压痛）。

（2）以指触摸，有硬块（硬结）。

（3）稍一刺激，皮肤便会刺痒（感觉敏锐）。

（4）出现黑痣、斑（色素沉着）。

（5）与周围的皮肤有温度差（温度变化）。

这些反应是否出现，是有无穴位的重要标志。在找穴位之前，先按压，挤捏皮肤找反应，如果有以上反应，那就说明取穴正确。

五、乳房保养方法

1. 注意疏通乳腺经络

女性往往会更注重胸部的大小和形状，却对胸部的保健知之甚少。除了一年一度的例行体检，很多女性极少真正地对胸部进行保健。

胸部跟身体其他部位一样，乳腺也分布着经络系统，只要这些经络是通畅的，乳房一般就是健康的。对已经有乳腺增生的人来说，现在要做的就是对乳房的经络进行疏通，以达到健胸的目的。乳房健康与肩颈相连，乳房问题由多种原因造成，从中医角度讲，则多由于压力过大、心情不畅，造成肝滞气郁，从而引起乳腺管、淋巴管和经络管的堵塞。

不过，更应引起我们重视的是传统观念和生活习惯。乳房长久以来被作为女性的性特征和女性美的代表，为了追求这种表象的美，女性往往会选择佩戴装饰性的文胸，而现在大部分文胸都有一个钢托，刚好压在了乳腺外侧肝经通过的地方。

另外，肝胆经由肩颈部位开始与乳房的肝经相连，现代人由于缺乏运动经常会肩颈劳损，直接影响到了肝胆经的畅通。所以，乳房保养跟肩颈有着密切而直接的联系，要想乳房健康，肩颈也要健康。

《黄帝内经》经脉篇说道，人体经络在内连接脏腑，在外连接筋肉，在正常生理情况下，经络有运行气血、感应传导的作用，而在发生病变时，经络则成为传递病邪和反映病变的途径。通过经络的传导，内脏的病变可以反映于外表，因而在临床上，可以根据疾病症状出现的部位，结合经络循行的部位与所联系的脏腑，作为诊断的依据。

2. 乳房保养三步骤

从乳房的疾病到乳腺癌病变不是短时间就能形成的，往往是由良性的乳房疾病发展而成，比如乳腺增生。所以，积极地预防和保养，才是保持乳房健康的长久之计。

对女性来说，乳房的保养具体做法就是：疏通、散结和养疗三个步骤。

（1）女性的乳房就像树根一样，布满了大大小小的导管，有乳腺管、淋巴管、细小的血管、经脉管，这些导管在胸部密集分布，交织成一张张网。乳房疾病的产生主要原因是导管的阻塞，血液循环不良、淋巴管毒素过多，导致乳腺管堵塞。所以，乳房保养的首要方式是保持乳腺管的通畅。

（2）散结是针对已经有肿块或颗粒的乳房而言的，要通过特定手法和专门的保健措施，来让肿块变软、变小，直至消失。

（3）养疗则是在乳房健康的基础上，让它更加丰满、健康。相对于身体其他部位，乳房的运动很少，所以，专门的乳房保健措施很有必要。配合精油与专业的按摩手法，疏通乳房的经络大有好处。人们常说的“通则不痛”就是要保持全身的经络疏通。

3. 乳房检查方法

（1）望诊。

嘱患者端坐，解开上衣，将两侧乳房完全显露，以作详细比较。

①注意双侧乳房外形的变化，是否对称，有无局部的皮肤隆起、凹陷

和橘皮样改变，乳房表面皮肤有无红、肿、热、痛症状。

②双侧乳头是否对称，有无近期凹陷，乳头部有无鳞屑，轻轻挤压乳头，观察有无分泌物。

（2）触诊。

用手食指、中指和无名指的指腹按乳房，切忌将乳腺组织捏起检查，否则会将所抓捏的腺体组织错误地认为是乳房肿块。

①以乳头为中心，将乳房分为4个象限，依次检查上内—上外—下内—下外部位。检查乳晕区域，注意有无血性液体自乳头溢出，最后触摸腋窝、锁骨下及锁骨上区域淋巴结。

②按腋窝淋巴结的分布，有次序地进行检查。检查者自前面用左手伸入患者右腋窝或用右手伸入左腋窝，然后让被按摩者将上臂靠近胸壁，前臂松弛放在检查者的手臂上，让腋窝完全松弛以便清楚地触摸腋窝中央群、胸肌群的肿大淋巴结。最后站在被按摩者的背后检查腋后淋巴结（肩胛下群）和锁骨上淋巴结。

触诊时应注意以下几个问题：检查乳房时指腹力量逐渐由轻到重。可分为三步，首先轻触乳房皮肤，然后使用中等的力量按压乳房，最后用力检查，以能触摸到肋骨为准。通常有仰卧位和坐位两种触诊体位（图2－5、图2－6）。

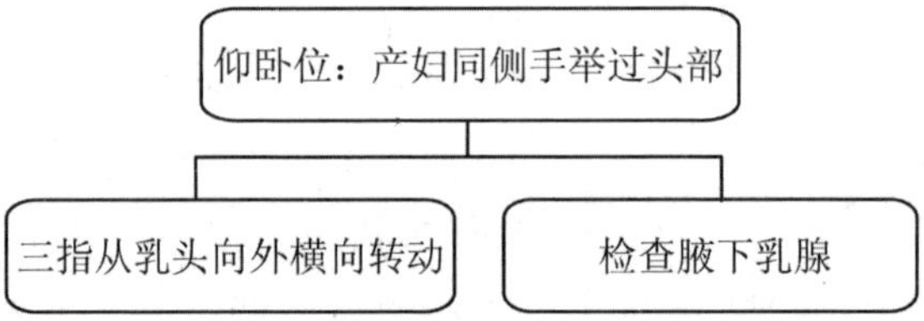

图2－5

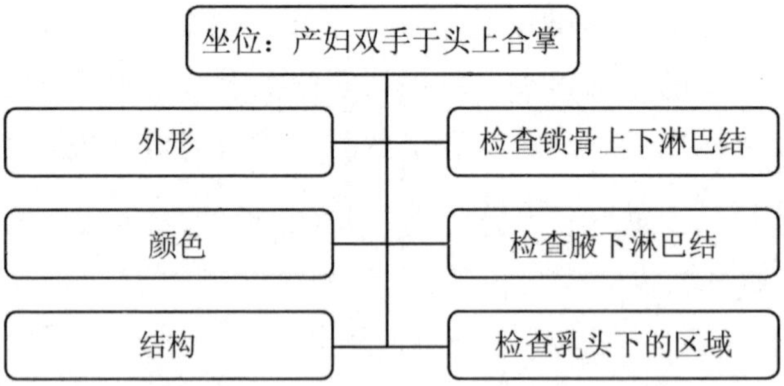

图2－6

发现乳房内有肿块时，应注意肿块的位置、数目、大小、形态、边界、硬度、表面情况及活动度。可用手指轻轻提起肿块附近的皮肤，以确定与皮肤有无粘连。检查肿块与筋膜、胸肌是否已有粘连固定，可先在不同方向检查肿块的活动度，然后让患者双手叉腰，使胸大肌收缩紧张，再检查其肿块的活动度，前后进行比较，以确定肿块与筋膜、胸肌有无粘连。

4. 产妇体质自测表

催乳师可以帮助产妇按照下面自测表的内容进行测试，以使产妇更清楚地了解自己的体质状况。

表 2－2　产妇体质自测表

寒性体质	实热性体质	虚热性体质
（　）四肢冰冷	（　）口干口苦	（　）口干
（　）畏寒、喜热饮	（　）喉痛	（　）口水黏稠
（　）咳嗽、痰涕清稀	（　）眼屎多	（　）嗓子痛
（　）头昏	（　）烦躁易怒	（　）体温上升
（　）呼吸短促	（　）口臭	（　）手足烦热
（　）脸色苍白	（　）扁桃腺发炎	（　）潮热
（　）全身乏力	（　）便秘	（　）舌红
（　）大便稀薄	（　）尿道炎	
（　）小便清长	（　）睡眠不安稳	
（　）白带色白、量多	（　）皮肤病	
（　）腹痛		
（　）经期延后		
（　）贫血		

寒性体质俗称“冷底”，热性体质俗称“火气大”。热性体质宜避免食用过多夹杂辛辣的食物，不宜食用人参、鹿茸、鸡精。

这里尤其需要注意的是，中医讲究“时时”辨证。根据产前产后（俗称产前一把火，产后一团冰）：四季等不同，体质也随时在改变。所以，产妇应根据不同阶段选择不同的食谱。

根据产妇的自身情况，催乳师结合相应的手法和饮食来调理产妇产褥期乳房的各类症状。

思考与练习

1. 什么是乳腺增生硬块与乳汁淤积块？二者有何区别？
2. 妊娠期乳腺有什么特点？
3. 产妇的手指怎样作为找穴位的尺子？
4. 经络知识对于催乳有何作用？

第三章

乳房按摩与护理实操

本章学习目标

1. 了解乳房护理的标准流程。
2. 了解催乳用具的使用方法。
3. 了解催乳的按摩手法。
4. 了解乳房护理的十种常见方法。

第一节　乳房护理按摩准备

一、产褥期乳房护理按摩的作用及特点

产褥期的乳房护理时间于剖宫产24小时、自然产17小时后即可进行，包括点穴、按摩、冷敷、热敷、药膳、心理安抚等以帮助产妇养护乳房，平安哺乳婴儿，尽快恢复身体。

1. 产褥期乳房护理按摩的作用

（1）减少疼痛。产后乳胀会导致剧痛，按摩能理气活血、舒通经络，缓解甚至消除疼痛。

（2）疏通乳腺管，增加乳汁分泌。大部分初产妇的乳腺管都或多或少地存在不畅通现象。如不及时处理，乳胀、乳腺炎、乳汁分泌减少等问题会随之出现。产后因为乳腺管的不畅通，造成婴儿吸乳困难，时间过长则反馈性抑制脑垂体催乳素分泌，从而导致乳汁分泌量逐渐下降。通过按摩疏通乳腺管，可很好地解决此问题。

（3）缓解乳腺增生，减少乳腺炎的发病率。现在 80% 的女性患有乳腺增生，药物治疗只能缓解，不能根治。另外，乳腺管不通不但会导致乳房肿胀，一段时间如果不解决，还可能会感染细菌，导致乳腺炎。如果在产前、产后多进行乳房按摩，坚持母乳喂养，可有效缓解乳腺增生甚至使之消失，避免乳腺炎的发生。

（4）美化乳房。乳房肿胀及乳腺炎会使乳房松弛、下垂，影响乳房的美感。而按摩可促进乳腺、胸部肌肉群发育及韧带的紧实，从而使乳房外形更加美观。

2. 产褥期乳房护理按摩的特点

（1）效果好。针对产后乳汁分泌问题，专家曾尝试多种方法，实践证明乳房按摩的效果非常好（先天性乳腺发育不良和产后大出血者除外）。

（2）时间短。不管是外敷还是饮食，都需要一定的时间，而按摩手法则可迅速解决乳痛、乳胀、乳汁分泌不足等问题。

（3）安全、方便、易学。中医按摩已有几千年的发展历史，最初的应用是人类在生活中遇到损伤和病痛后，自然地用手按压、抚摩以减轻病痛，相对于其他方法更安全、易学。

3. 产褥期乳房护理器具及护理介质

产褥期乳房护理器具及护理介质的使用方法如下：

（1）乳房按摩棒。辅助乳房按摩使用。

（2）乳凝胶。冷敷、热敷时使用。

（3）乳房护理按摩精油。按摩时作为介质使用。

二、妊娠期的乳房护理工作

健康的乳房是泌乳的基本条件。女性乳头不但非常敏感，而且非常娇嫩，生产后婴儿每天要多次长时间地含在嘴里吮吸，很容易引起乳头皲裂。因此，产妇提早进行乳房护理非常必要。

1. 内衣的穿戴

怀孕后由于激素的作用，乳房会渐渐增大，一般从怀孕第 4 个星期开始，孕妇就应该选择穿戴罩杯较大、全棉质的胸罩，这不但可以将乳房托起，还可以防止乳房受到挤压。千万不要穿过紧的、化纤的内衣，要谨防对乳头的刺激，避免血液循环不畅。

2. 孕期乳房的日常呵护

由于刺激乳头可能会引起宫缩，因此一般在怀孕4~6个月或9个月以后进行乳房护理会比较安全。按摩可以由孕妇自己做，也可以由他人做。每天1次。

（1）护理按摩。用热毛巾清洗乳房后，双手涂擦护理精油，用手掌侧面围绕乳房均匀按摩（图3-1）。

（2）通畅乳腺管。用一只手托住乳房，另一只手的中指、食指由乳房基底部分往乳头方向轻轻按摩（图3-2）。

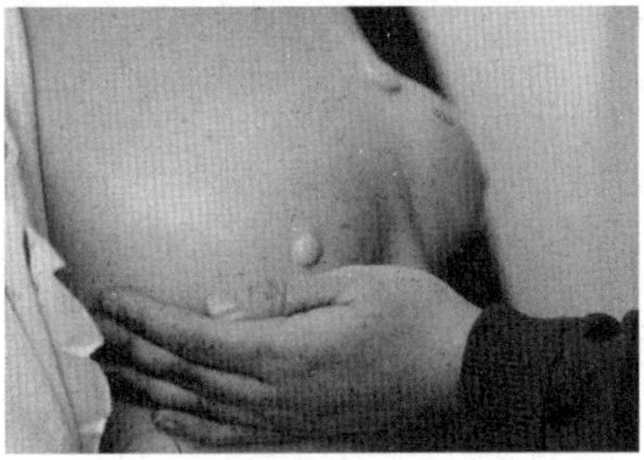

图3-1

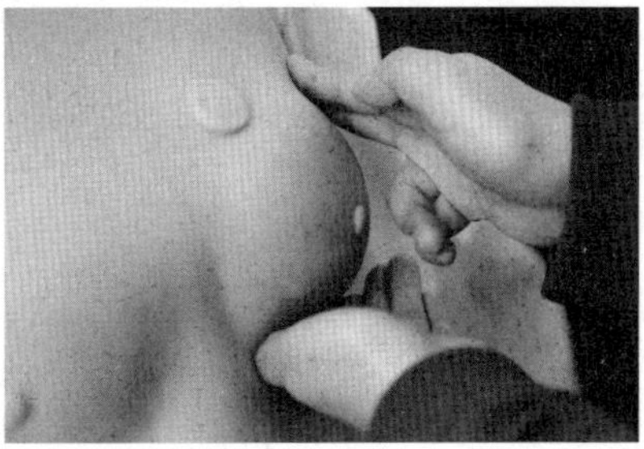

图3-2

（3）增加乳头韧性。用食指与中指捏住乳头向外轻拉，以方便将来婴儿吮吸（图3-3）。

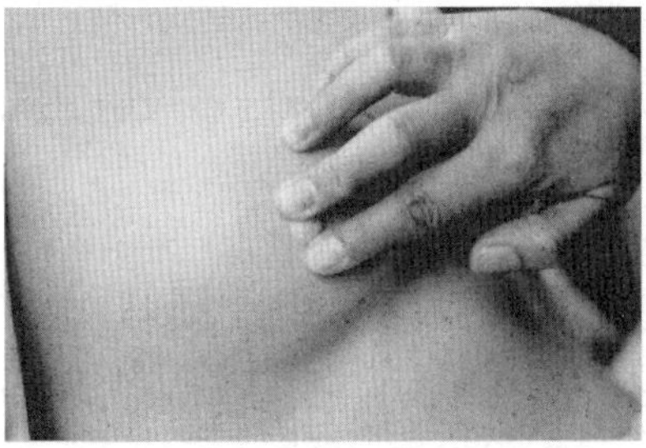

图3-3

（4）避免乳头皲裂。如果乳头结痂难以清除时，可先涂护理精油，待结痂软化后用清水清洗，再涂上润肤油。

3. 乳头凹陷的纠正

有一些女性先天性平乳头或乳头凹陷，如在产前不注意纠正，会直接影响产后婴儿吮吸的效果。怀孕4~6个月或9个月以后进行纠正效果最佳，可以采用以下两种方法（图3－4）：

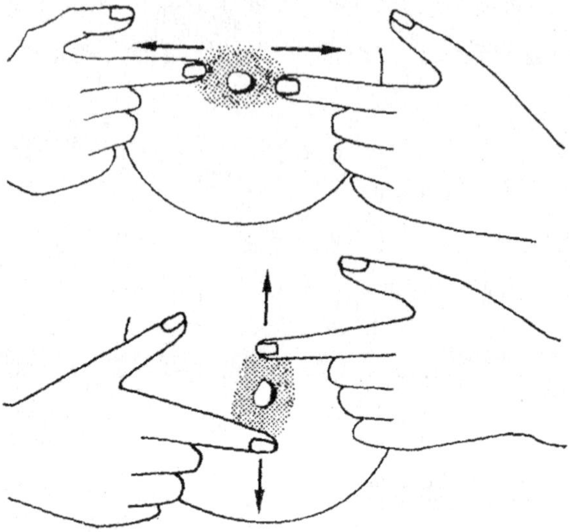

图3－4

（1）手法牵拉，也称霍夫曼运动。可每天做，具体操作方法如下：

①两手平放在乳房两侧，上下、左右轻轻揉动，可连续各做几次。

②两手拇指放在乳头左右两侧，慢慢地向外拉开，再换乳头上下两侧向外拉。重复多次。

③最后捏住乳头向外牵拉。

（2）吸引疗法。妊娠后，每天用吸奶器吸引乳头数次，利用其负压促使乳头膨出。

三、产褥期乳房护理按摩的注意事项

产褥期乳房护理按摩应注意以下三点：

（1）持久、有力、均匀、柔和、深透是有机统一的，它们之间密切相关，相辅相成，互相渗透，缺一不可。

（2）操作部位与穴位选择的不同，手法的力量和操作时间等都应因人、因时、因地、因病、因施治部位而改变，用力过大或力不足都会影响按摩效果。

（3）在整个操作过程中，催乳师必须集中精力，全神贯注，做到“意到、气到、力到”，才能取得良好的效果。

四、产褥期乳房护理按摩的手法

产褥期乳房护理按摩的根本原则是柔和、均匀、持久、有力。针对不同部位，手法运用也不同。为方便学习和应用，现介绍几种常用的产褥期乳房护理按摩手法。

1. 梳法

梳法指五指微屈，自然展开，用手指末端接触体表，做单方向滑动梳理动作（图3－5）。或者直接用护理梳进行，不但省力且效果好。

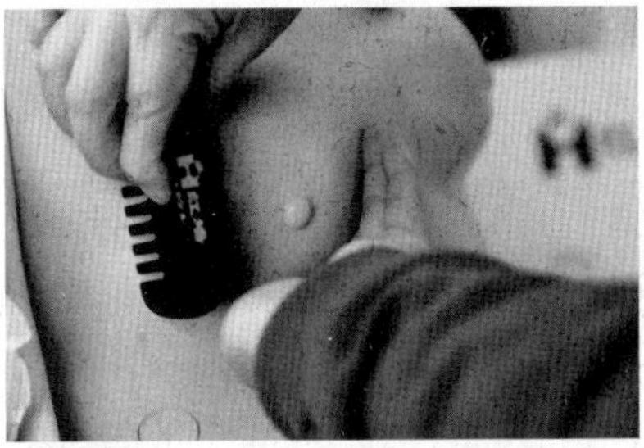

图3－5

2. 揉法

揉法主要有指揉法和掌揉法两种，揉动以顺时针方向为主。

（1）指揉法。用拇指、食指或中指的指端或螺纹面紧贴于治疗部位（以手背为例），做环旋揉动。可单指，亦可双指、二指同时施术（图3－6）。

（2）掌揉法。用手掌大鱼际或掌根固定于治疗部位，轻柔缓和地揉动（图3－7）。

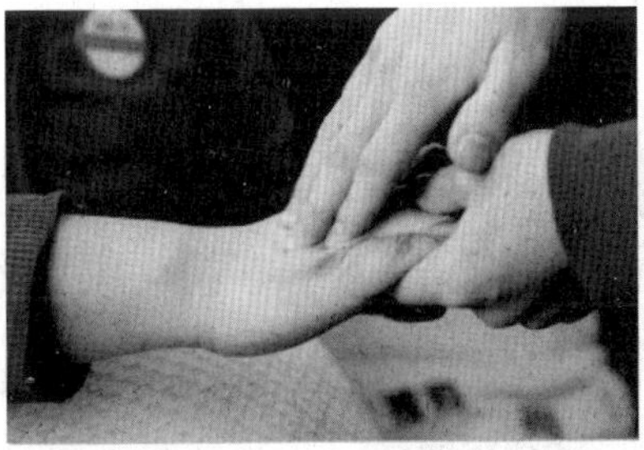

图3－6

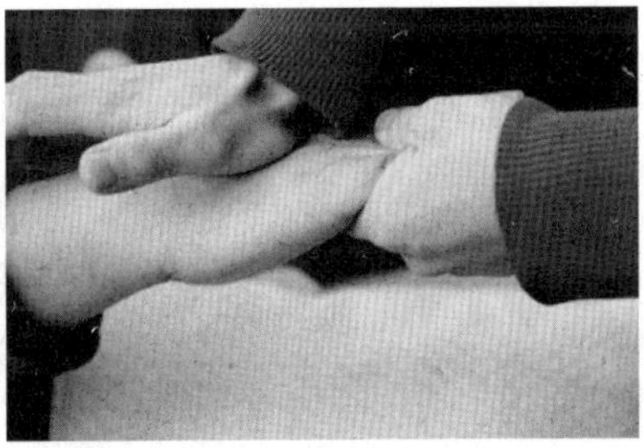

图3－7

3. 摩法

摩法主要有指摩法和掌摩法，是指用手指或手掌在治疗部位做有节律的、环形回旋抚摩的一种手法。

（1）指摩法。食指、中指、无名指相并，指面贴着治疗部位做顺时针或逆时针环转运动（图 3－8）。

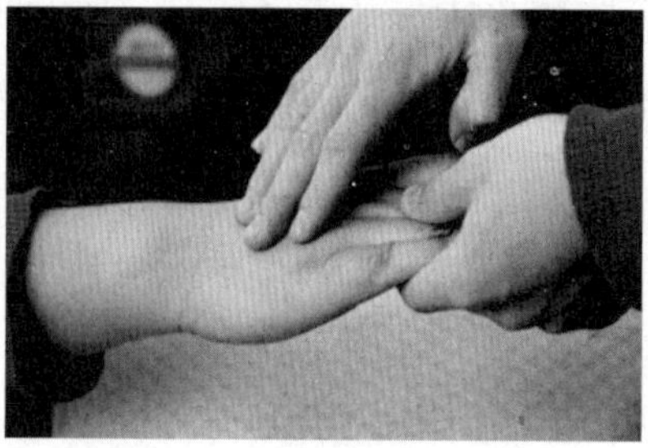

图 3－8

（2）掌摩法。用手掌掌面贴着治疗部位，做有节律的环形摩动（图 3－9）。

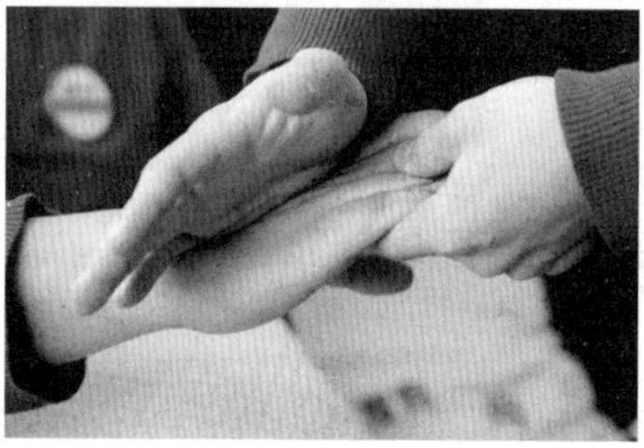

图 3－9

4．按法

按法是用手指、掌根或肘部按压身体的俞穴或部位，逐渐用力深压。按法是一种刺激较强的手法，常与揉法结合，组成“按揉”复合手法。

（1）指按法。用按摩棒按压穴位或用手指（拇指、食指、中指）的指端螺纹面垂直向下按压（图 3－10）。指按法适用于全身各部位俞穴。

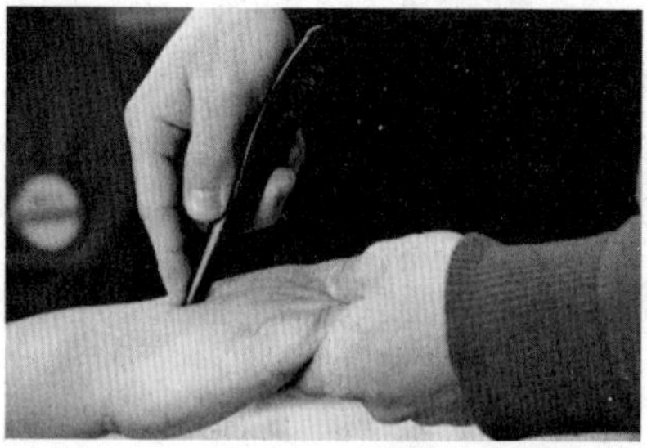

图 3－10

（2）掌按法。用手掌根部着力向下按压，可用单掌或双掌按，亦可双手重叠按压（图 3 – 11）。掌按法常用于背腰、下肢。

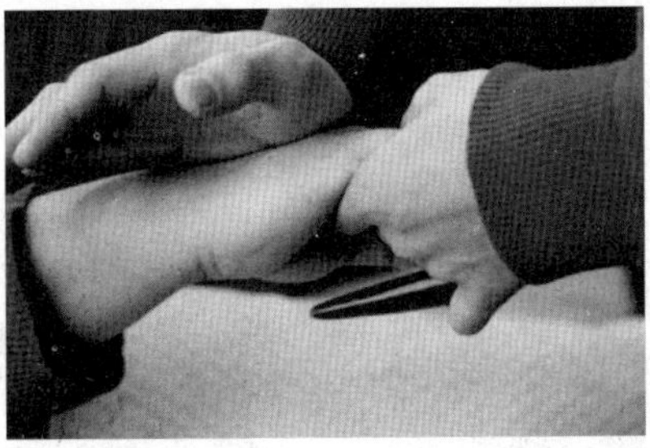

图 3 – 11

（3）肘按法。将肘关节屈曲，用突出的尺骨鹰嘴着力按压（图3 – 12）。肘按法常用于背腰、臀部、大腿等肌肉丰满的部位。

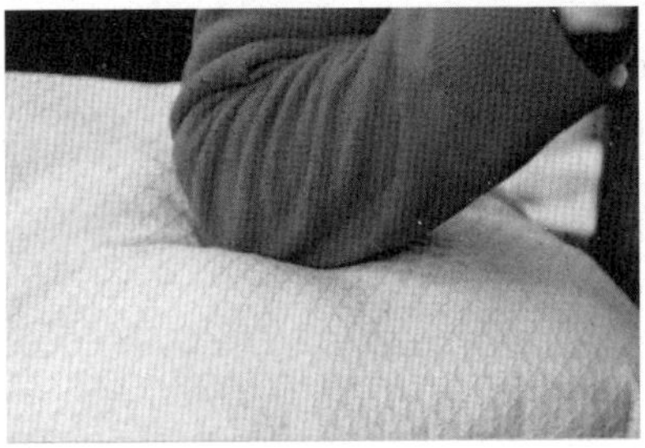

图 3 – 12

5. 滚法

滚法指用手背近小指侧部分或小指、无名指、中指的掌指关节部分附着于体表治疗部，通过腕关节的伸屈、内外旋转的连续复合动作，带动手背往返滚动的手法（图 3 – 13）。滚法压力较大，接触面较广，适用于肩背、腰臀、四肢等肌肉丰满的部位。

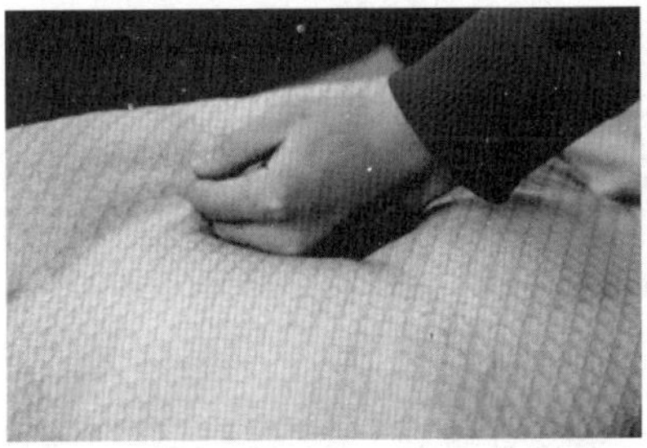

图 3 – 13

6. 拿法

拿法主要有三指拿（图3－14）、四指拿（图3－15）两种，是指用拇指和食指、中指、无名指中三指或四指对称用力，提拿一定部位或穴位，进行一紧一松拿捏的方法。

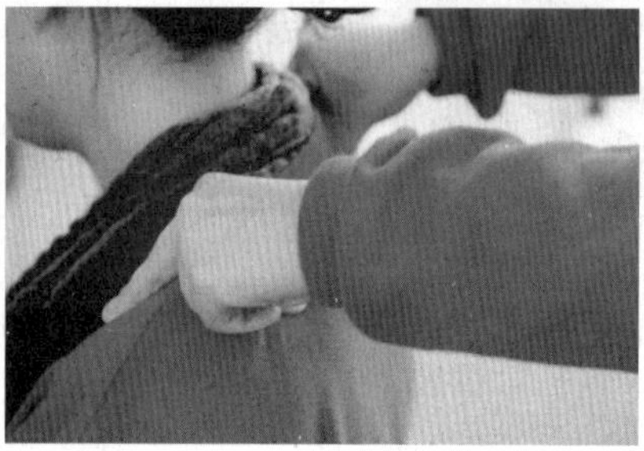

图3－14

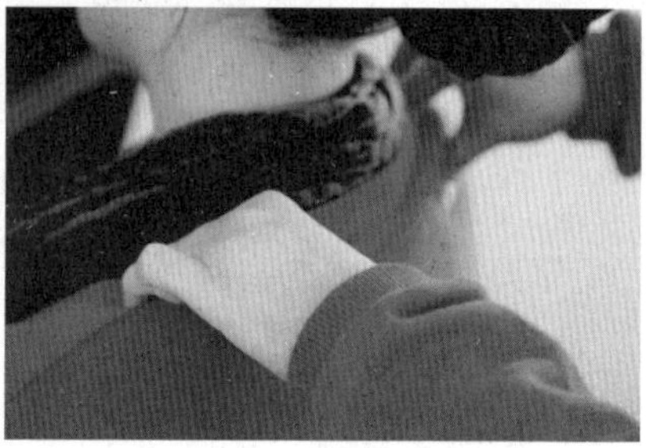

图3－15

拿法操作一般与肌腹垂直，一紧一松，缓和有力，刚中有柔，由轻到重，均匀连贯。按摩时注意不可突然用力或提拿皮肤。拿法刺激较强，多作用于较厚的肌肉、筋腱。

7. 捏法

捏法主要有三指捏、四指捏两种，是指用指腹相对用力地捏压肌肤的手法，常用于头颈、项背、腰背及四肢。

（1）三指捏法。用拇指指面顶住皮肤，食指和中指在前按压，三指同时用力提拿肌肤，双手交替向前移动（图3－16）。

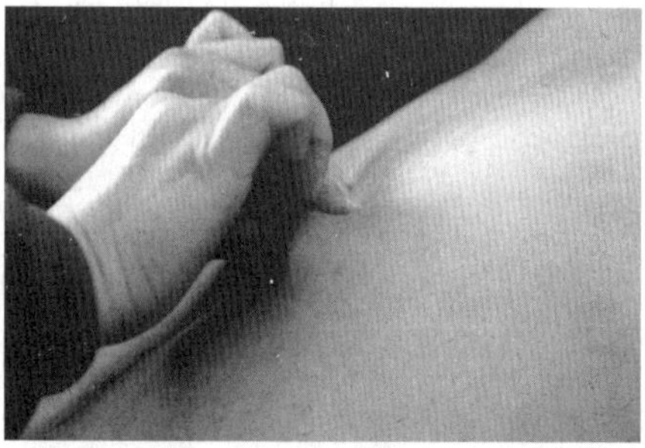

图3－16

（2）四指捏法。用拇指指腹和其他三指（食指、中指、无名指）相对用力，将肌肉提起做一捏一放动作（图3－17）。

8. 掐法

掐法是用指甲或指端用力压穴位的手法。常用于人中、少泽或十宣等肢端感觉较敏锐的穴位（图 3－18）。

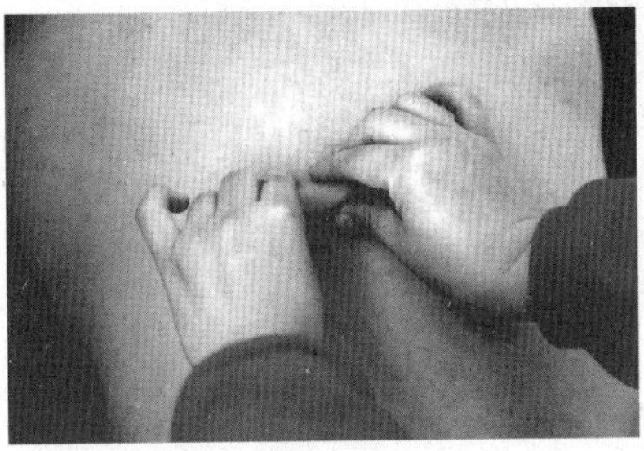

图 3－17

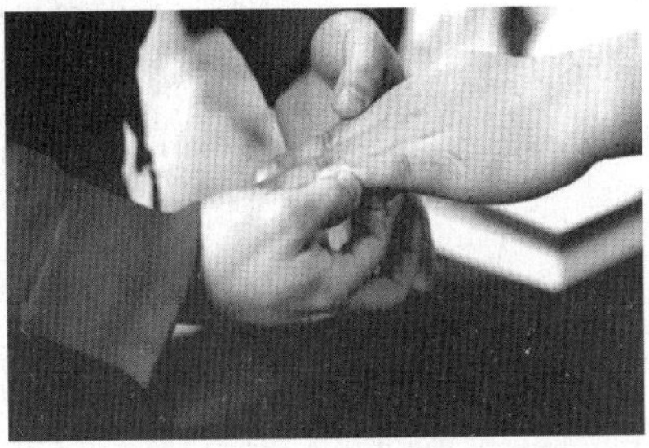

图 3－18

五、产褥期乳房护理按摩的用物、用法

1. 乳房护理油的使用

因为产妇乳房的特殊性，在按摩时需要涂抹介质（图 3－19），介质既要减轻摩擦来保护肌肤，还要对乳汁质量没有影响，并且起到通乳、催乳的目的，常用的介质为乳房护理油。

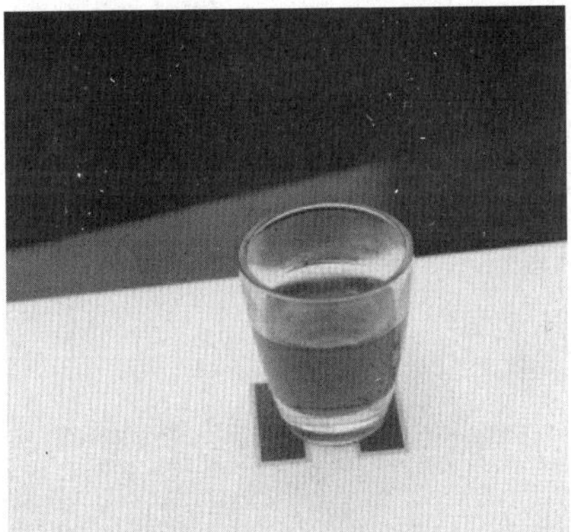

图 3－19

产褥期乳房护理油含有各种有利于母婴健康的营养素，包括多种不饱和脂肪酸和维生素 E 及紫草，其中维生素 E 还能预防母婴溶血性贫血。除此之外，产褥期护理油作为产褥期乳房护理按摩介质的最大益处是有促进泌乳、疏通乳腺的作用。使用时应注意介质要先涂抹到按摩者的手上，不

能直接倒在产妇身上。

2. 乳凝胶的使用及处理

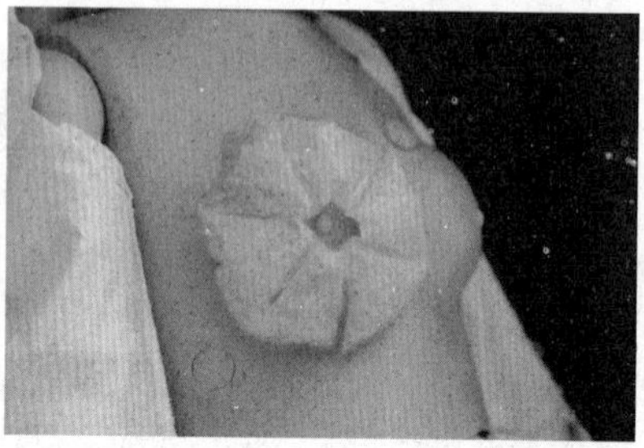

图 3－20

（1）在产褥期乳房护理按摩前后用乳凝胶温敷乳房可加强按摩效果，减轻按摩时的不良反应。因乳头比较娇嫩，现在一般摒弃过去用热毛巾或者凉毛巾整敷乳房、乳头的做法，而使用乳凝胶温敷时乳头是在外面的（图 3－20），这样有利于防止乳头皲裂。温敷的同时可轻拍乳房，持续 3～5 分钟。

（2）温敷结束后让产妇喝一杯热饮料，对增强按摩效果有一定的作用。

（3）乳房肿痛时可局部熏蒸水疗。如果乳房很痛，可用一些葱白水浸泡乳房，具体做法为：把葱白切成块，等水烧开后放入葱白，待水凉至 40℃时，将上身弯至膝盖，让乳房泡在脸盆里，轻轻地摇晃乳房，借着重力使乳汁流出。

（4）外敷乳房也具有很好的效果。喂奶前进行热敷，有助于加快乳汁的流动，促进喷乳反射的建立，以有效地排出乳汁。两次喂奶之间进行冷敷，有助于减轻肿胀。

六、产褥期乳房护理按摩的一般步骤

1. 按摩前的准备

（1）洗手及准备用物，并将用物携至产妇床前。

（2）至产妇床前向产妇解释乳房护理的目的及步骤。

（3）围屏风或窗帘。

（4）协助产妇采取舒适卧位。

（5）协助产妇露出乳房。

（6）在产妇胸前盖上大毛巾（保护产妇隐私）。

2. 按摩步骤

（1）准备。

①用脸盆取一盆清水至产妇床前，水温约为40℃。

②协助产妇露出一侧乳房，以小毛巾蘸温水，由乳晕处以环形方式清洁一侧乳头及乳房，重复此步骤数次后以干毛巾拭干后用大毛巾覆盖。

③以相同方式清洁另一侧乳房。

（2）热敷。

①协助产妇露出两侧乳房。

②将乳凝胶控制在50℃左右，操作时应视产妇个人忍受程度而定。

③分别环形覆盖在两侧乳房上，注意不要敷到乳头，以免乳头疼痛破裂。

④乳凝胶温度维持在45℃～50℃，热敷效果较好。

⑤重复此步骤，热敷时间至少10分钟。

（3）按摩。

将双手蘸介质，开始为产妇按摩乳房，按摩期间若感觉手部较干燥不够润滑时，可以再蘸介质。

①环形按摩：露出产妇一侧乳房，将双手拇指和四指分开置于乳房基部，以环形方式于乳房基部按摩1～2分钟后换另一侧乳房，以相同方式按摩。

②螺旋形按摩：于一手固定乳房的一侧，另一手以中指及食指依照乳腺分布的位置，由乳房基部向乳头方向以螺旋形方式，按摩整个乳房1～2分钟后换另一侧，以相同方式按摩。

③挤压按摩：双手拇指和四指分开置于乳房基部，以挤压方式由乳房基部向乳头方向按摩1～2分钟后换另一侧乳房，以相同方式按摩。按摩时可能有乳汁排出，以毛巾拭净即可。

④牵引乳头：以左手扶住乳房并以右手食指及中指向外牵引乳头数次后换另一侧乳头，重复上述步骤。

3. 按摩结束后需做的工作

（1）以温湿毛巾拭净双侧乳房。

（2）协助产妇哺乳、更换舒适清洁的胸罩及上衣。

（3）给予乳房护理及母乳喂养等相关知识指导。

（4）收拾用物。

（5）洗手。

（6）记录。

标准乳房护理工作流程如图 3－21 所示：

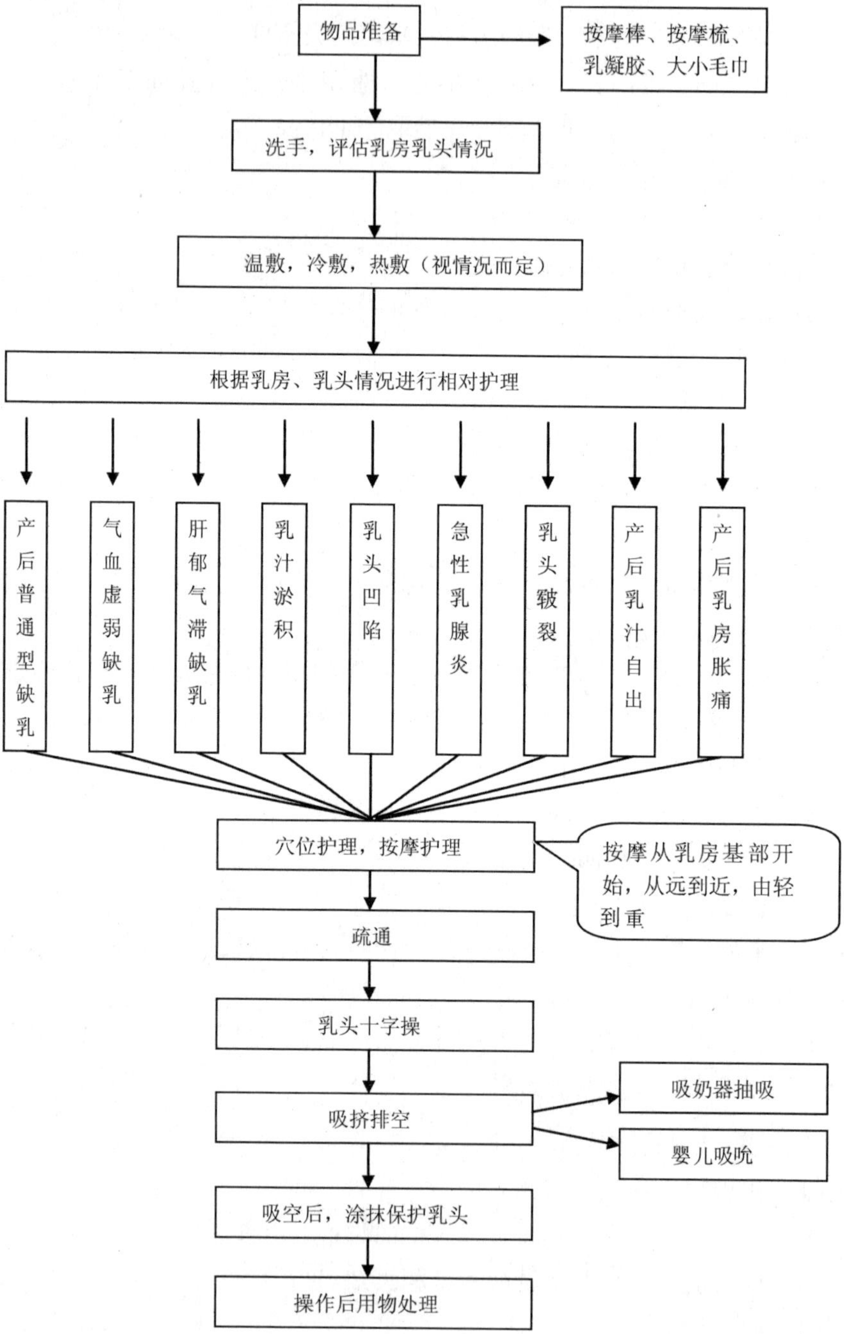

图 3－21

第二节　针对不同症状的乳房护理

一、产后普通型缺乳的护理

产妇分娩3天以后，乳汁分泌不足或全无，称为产后缺乳。产后缺乳多由乳腺发育不良或产后失血过多及疲劳过度所致，表现为乳房柔软不胀。

（一）按摩法

1. 按摩手法

梳法、按揉法（可采用穴位按摩棒，既省力效果又好）、捏拿法。

2. 按摩穴位

根据产妇的身体状况，最好采用坐位按摩，这样更有利于准确取穴和乳汁的泌出。但如果产妇体质较虚弱的话，应采用仰卧位按摩。按摩穴位见图3－22。

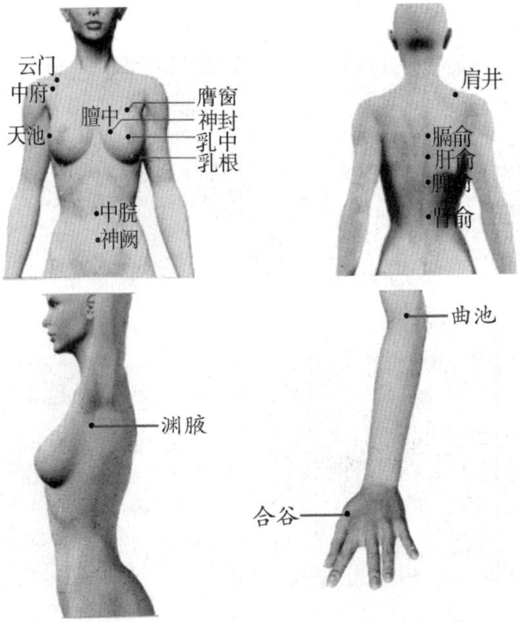

图3－22

3. 按摩方法与步骤

（1）产妇仰式坐位。两手搓热，蘸上产褥期乳房护理精油，三指按揉乳房并按摩膻中 1 分钟（图 3－23）。

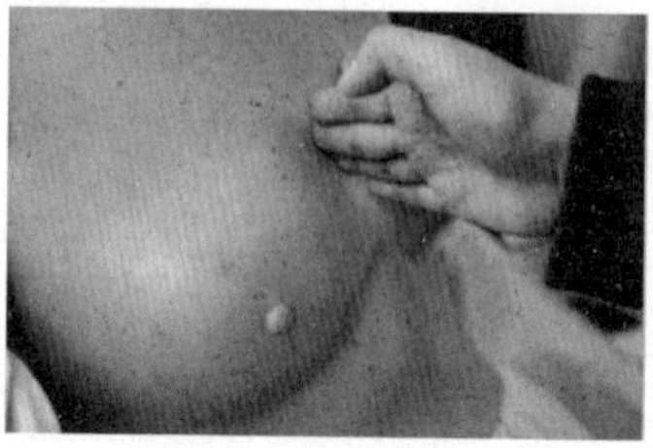

图 3－23

（2）按揉乳中、乳根、天池、渊腋、膺窗、神封共 2～5 分钟（图 3－24）。

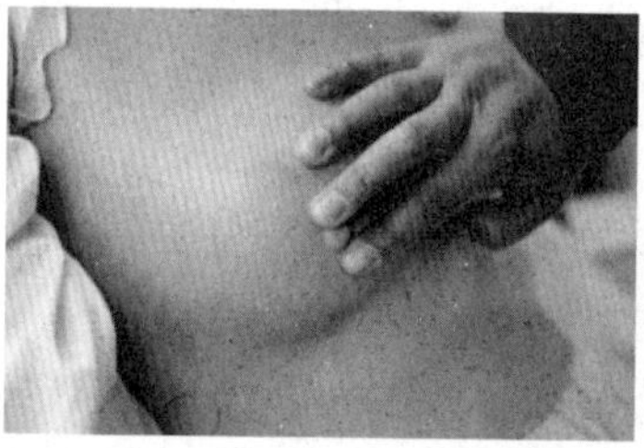

乳中

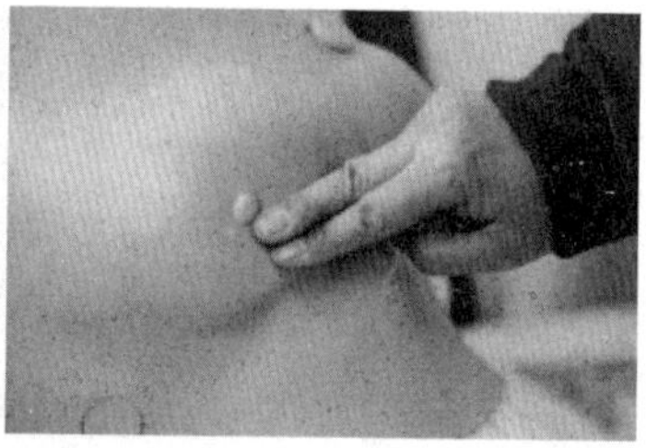

乳根

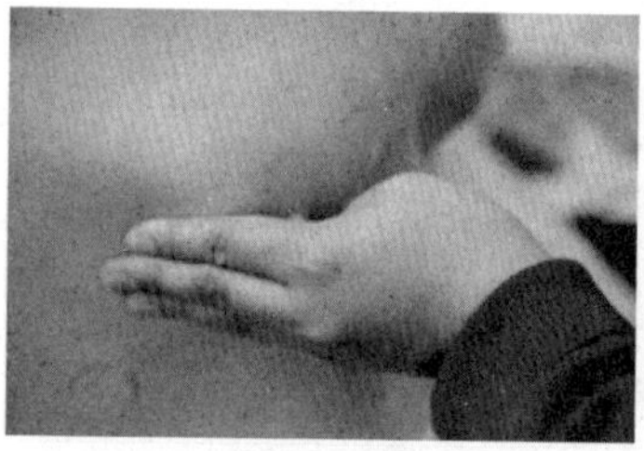

天池

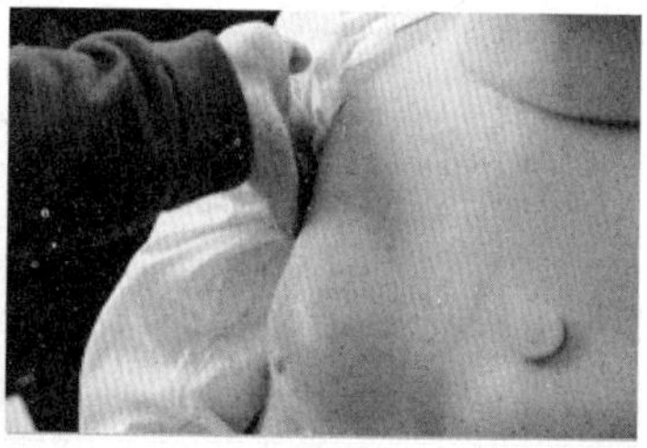

渊腋

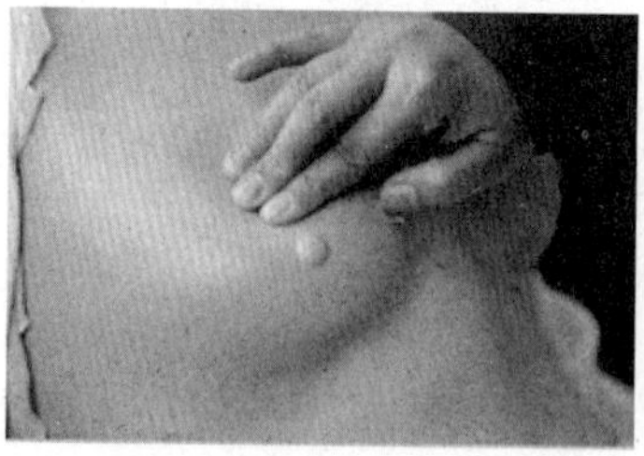

膺窗

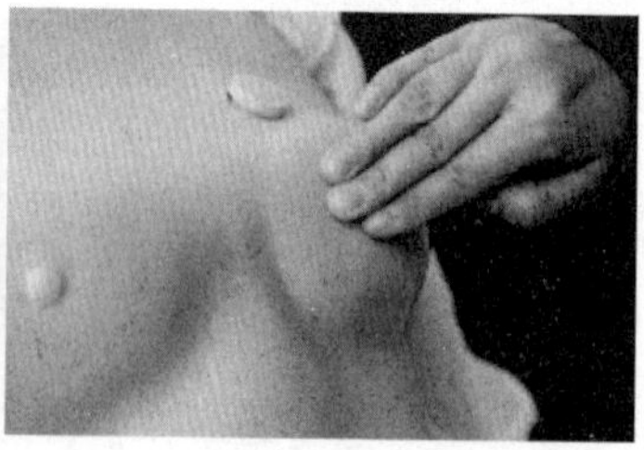

神封

图 3－24

(3) 拇指、食指、中指轻捏拿乳头2分钟，像婴儿吮吸状（图3－25)。

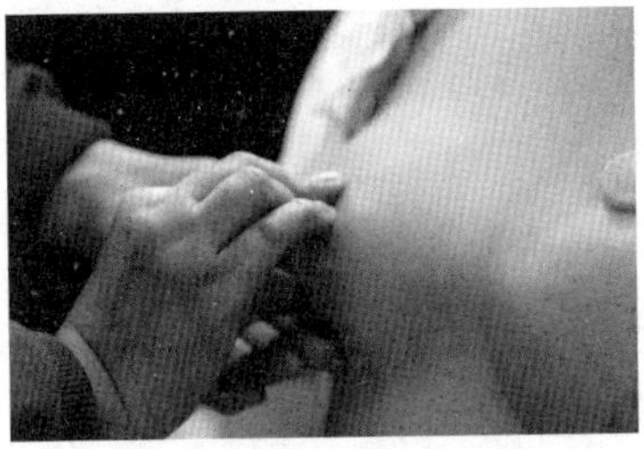

图3－25

(4) 五指从远端向乳头方向梳乳房5分钟（图3－26)，也可采用护理按摩梳。

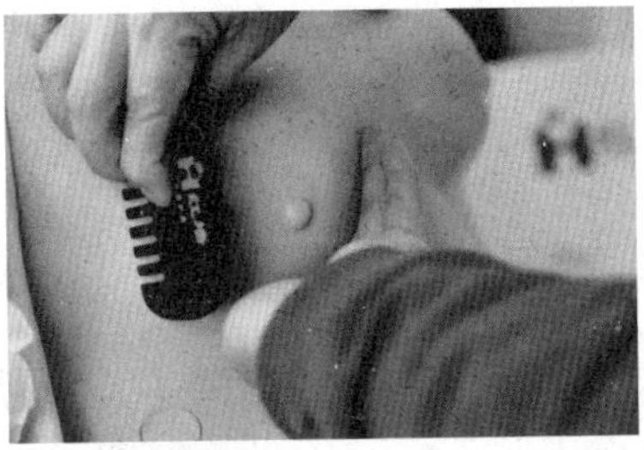

图3－26

(5) 点按云门、中府（乳上方)、曲池、合谷各5次（图3－27)。

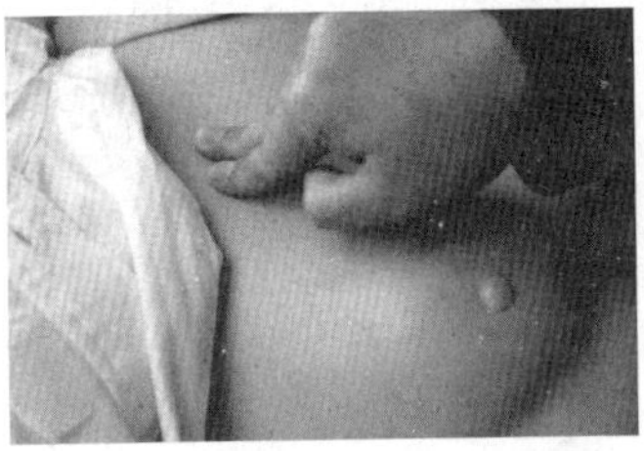

云门

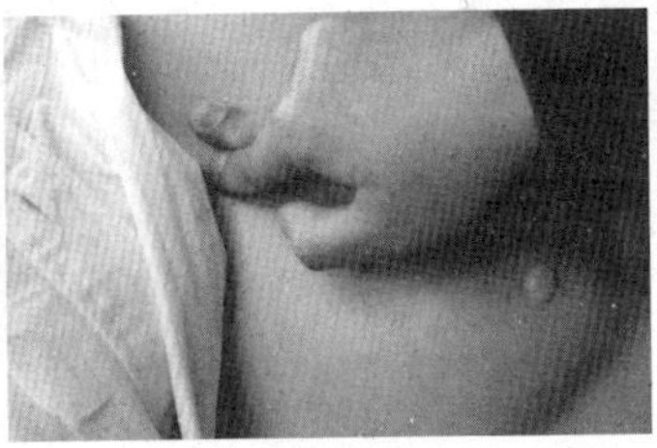

中府

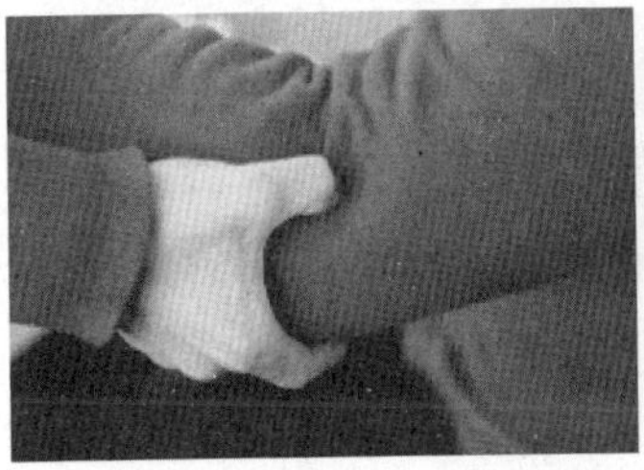

曲池

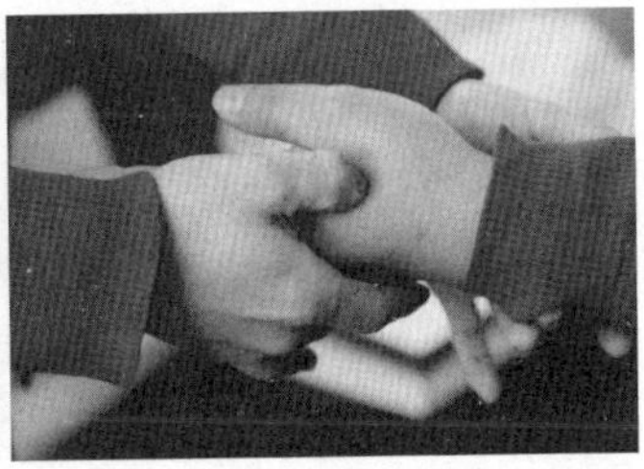

合谷

图3－27

（6）产妇取俯卧位，滚法施于背部膈俞、肝俞、脾俞、肾俞5分钟（图3－28）。

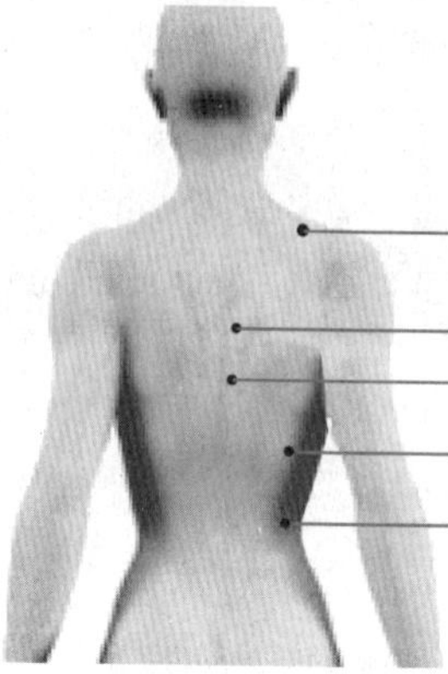

图3－28

（7）自下而上捏脊3～5遍（图3－29）。

（8）双手捏拿肩井3次，畅通全身经络（图3－30）。

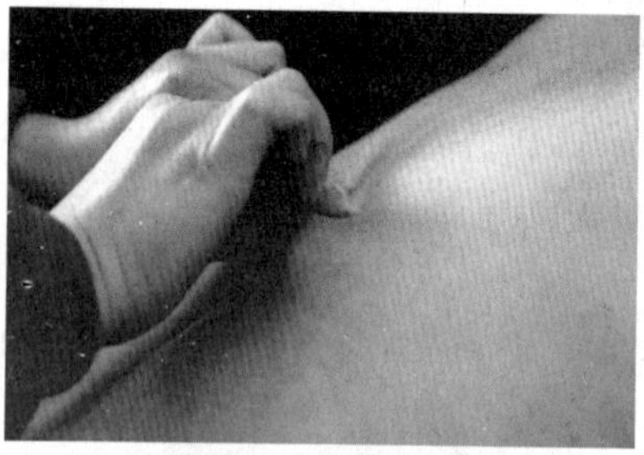

图3－29

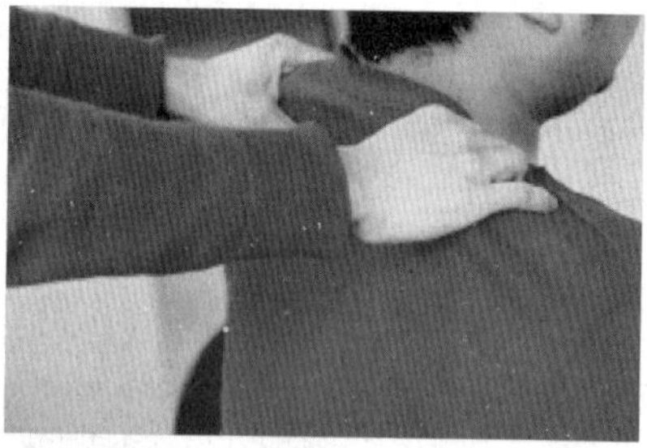

图3－30

4. 按摩疗程

每天1次，3～5天为一个疗程。

5. 应注意的问题

（1）对于乳汁缺少型，一般在按摩结束后进行乳房热凝胶护理。

（2）热凝胶护理后，让产妇喝一杯热饮料，对增强按摩效果有较好的作用。

（3）如用吸奶器进行排乳，应一边用催乳按摩梳进行按摩，一边用吸奶器排乳，否则乳汁不易排空，影响泌乳。

（4）让婴儿的上下唇分开，齿龈环绕在乳晕周围，舌头向上，将乳头压向婴儿的硬腭，两者挤压乳头，挤出乳汁。

（二）食疗法

产妇在产褥期需要补充大量的营养，以弥补孕期和分娩时的消耗，并为分泌乳汁、哺育婴儿积蓄能量。建议产妇多吃一些补气血又容易消化吸收的食物，如鱼、虾、蛋、奶等。产后普通型缺乳食谱如下：

木瓜鱼尾汤

原料：青皮木瓜（青皮的宜做菜，发黄的宜做水果）半个，鱼尾（鱼一定要新鲜）1条，麻油适量，盐、带皮老姜、牛奶少量。

做法：

（1）木瓜洗净切块，鱼尾洗净。

（2）将麻油倒入锅内，大火烧热。放入老姜爆香成褐色，但不能焦黑。

（3）放入鱼尾，煎至两面金黄。

（4）将热水由锅的四周往中间淋，水量适宜后盖锅煮，煮滚后转为小火，加木瓜。

（5）快要熟时加入少量牛奶，食用前加少量盐即可。

功效：木瓜富含木瓜酶，对乳腺发育很有益处，同时还含有丰富的蛋白质、维生素、矿物质，有美白瘦身的作用；鱼尾含高蛋白低脂肪，是产妇增加泌乳量的最佳食物。

麻油鸡汤

原料：公鸡1/4只，老姜、麻油适量，盐少量。

做法：

（1）鸡肉洗净切块备用。

（2）将麻油倒入锅内，大火烧热。放入老姜爆香成褐色，但不能焦黑。

（3）转大火，放入鸡肉快炒，直到鸡肉约七分熟。

（4）将热水由锅的四周往中间淋，水量适宜后盖锅煮，煮滚后转为小火再煮15～20分钟，加少量盐即可食用。

功效：鸡肉具有温中益气、补虚填精、健脾胃、活血脉、强筋骨的作用，麻油含有丰富的维生素E，两者结合可促进乳汁分泌。

二、气血虚弱型缺乳的护理

气血虚弱型缺乳是指在生产过程中产妇出血过多，或平时身体虚弱，导致产后乳汁甚少或乳汁多天不下。表现为乳房柔软不胀，面色苍黄，皮肤干燥，神疲乏力，头晕耳鸣，心悸气短，腰酸腿软。

（一）按摩法

1. 按摩手法

按揉法、穴位按摩棒点按法、掐法。

2. 按摩取穴（图3－31）

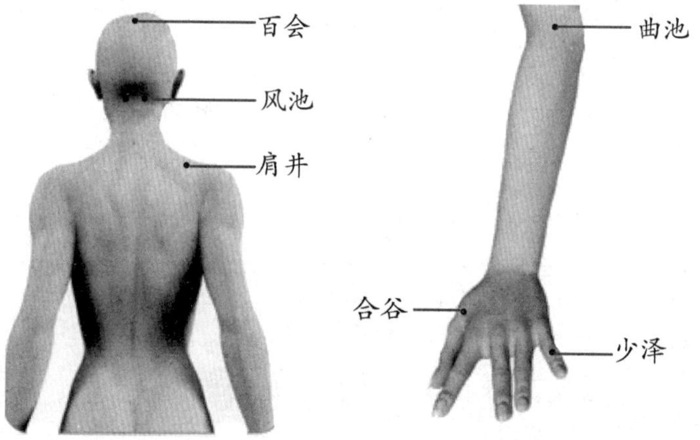

图3－31

3. 按摩方法与步骤

气血虚弱型缺乳按摩的前5个步骤与产后普通型缺乳相同，在此基础上再加三个步骤，效果更佳。

（1）点按少泽5～10次（图3－32）。

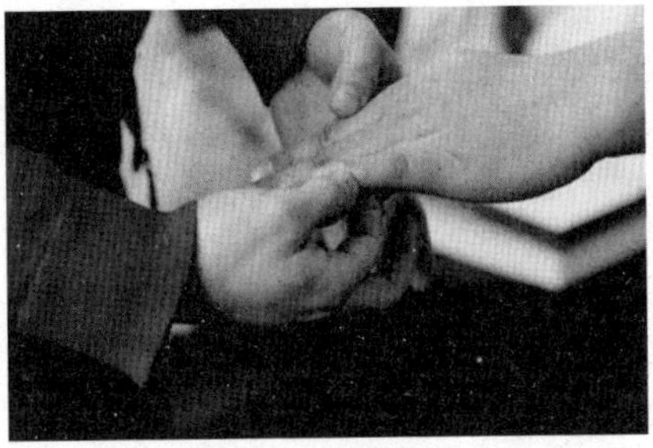

图 3－32

（2）摩腹并揉神阙 1 分钟（图 3－33）。

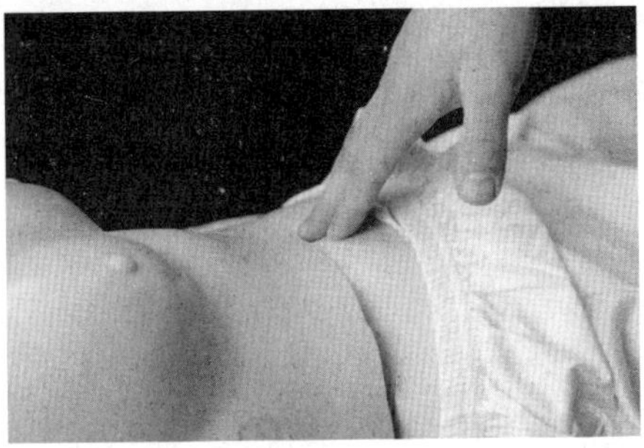

图 3－33

（3）按揉足三里 30～50 次（图 3－34）。

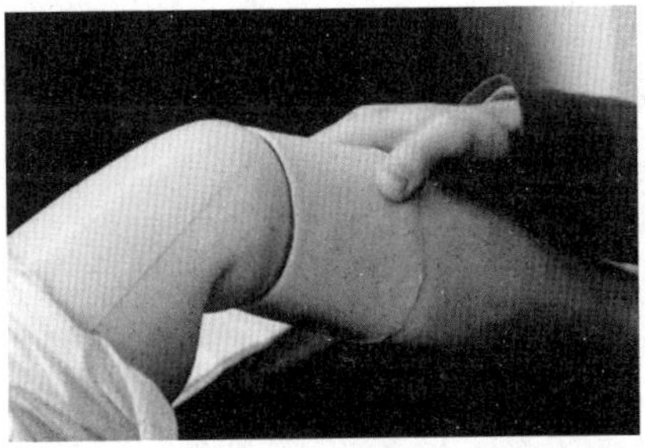

图 3－34

（二）食疗法

气生血、血生乳，乳汁是由气血化生而来的，如果产后失血过多，很容易造成缺乳。只有脾胃功能强健，气血生化有源，乳汁才能充足。因此，在饮食调理中，一定要先调脾胃，再增加高蛋白、补血的饮食。

气血虚弱型缺乳食谱列举如下：

黄芪当归炖草鸡汤

原料：草鸡半只，黄芪、当归、盐、老姜适量。

做法：

（1）将黄芪、当归用纱布包好，用冷水浸泡半小时。

（2）将鸡洗净放入沙锅中，把黄芪、当归、生姜和浸泡的水一起放入鸡肚里。

（3）加水适量，加盖小火炖2小时左右，加少量盐即可食用。

功效：黄芪、当归补气养血；草鸡为高蛋白低脂肪食物，容易被人体吸收利用。两者合食具有较好的补血功效。

鲫鱼赤豆汤

原料：鲫鱼1条，赤豆1把，老姜、麻油、盐适量。

做法：

（1）赤豆洗净浸泡半小时备用，鱼洗净备用。

（2）将麻油倒入锅内，大火烧热。放入老姜爆香成褐色，但不能焦黑。

（3）放入鲫鱼，煎至两面金黄。

（4）转小火，加上赤豆及浸泡的汁，煮烂加盐即可食用。

功效：补充产妇所需各种营养素，具有补血、通乳、利尿消肿等功效。

三、肝郁气滞型缺乳的护理

我国肝郁气滞型缺乳者不在少数。多由产后体内激素的改变及其家庭因素引起，表现为产后明显地爱生气、失眠，遇事提不起兴趣，爱长吁短叹，常发生在产后第4天～第4周。具体表现为产后乳汁少、浓稠，乳汁不下或者突然憋滞，乳房胀硬疼痛，身体微微发热，舌正常，苔薄黄。

（一）按摩法

1. 按摩手法

梳法、按揉法、点按法。

2. 按摩穴位（图 3－35）

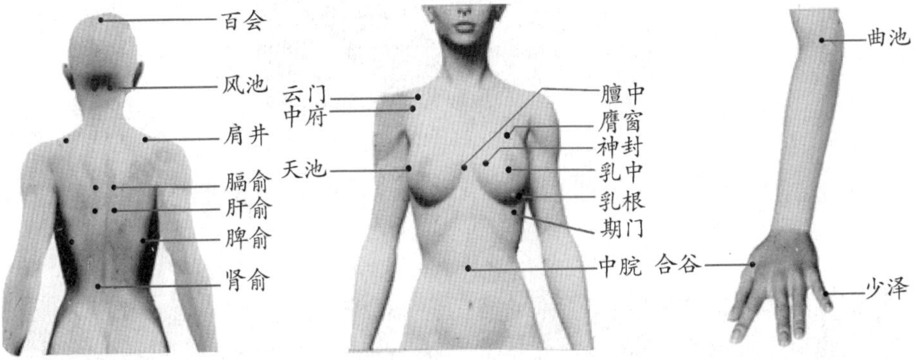

图 3－35

3. 按摩方法与步骤

肝郁气滞型缺乳按摩的前 5 个步骤与产后普通型缺乳相同，另外再增加以下步骤，效果更佳。

（1）点按少泽 5～10 次（图 3－36）。

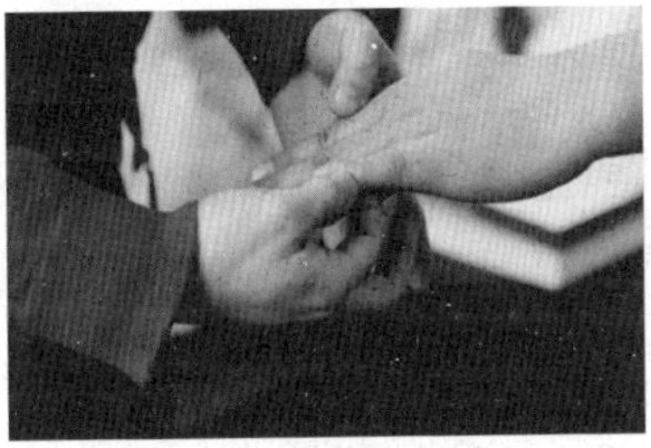

图 3－36

（2）搓摩胁肋 1 分钟（图 3－37）。

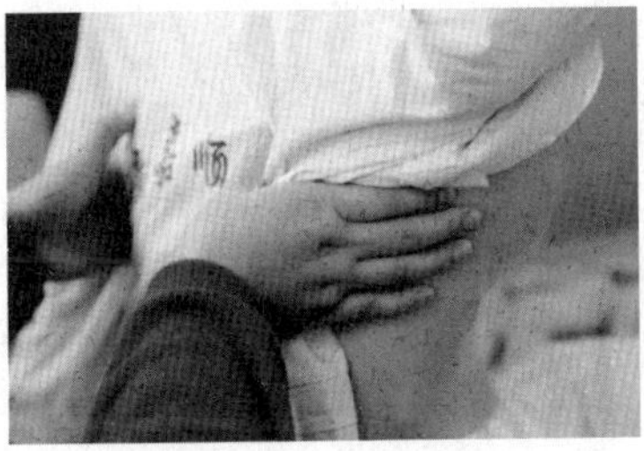

图 3－37

（3）点按期门3次（图3-38）。

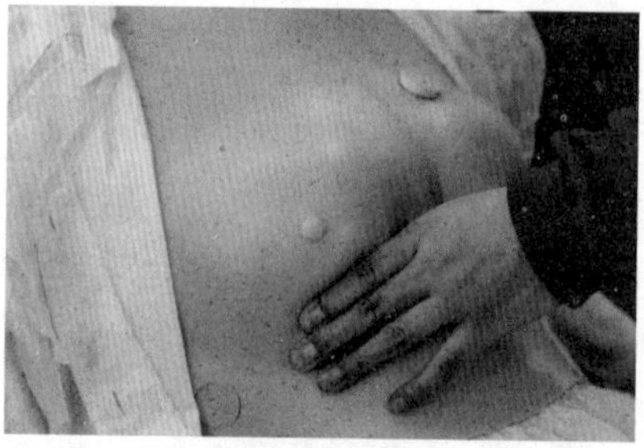

图3-38

（4）捏拿肩井3次（图3-39）。产妇呈俯卧位，催乳师自上往下为其拍打后背10~20次（图3-40）。

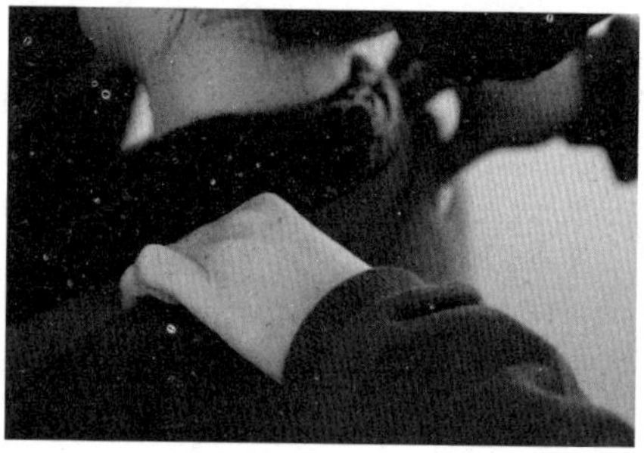

图3-39

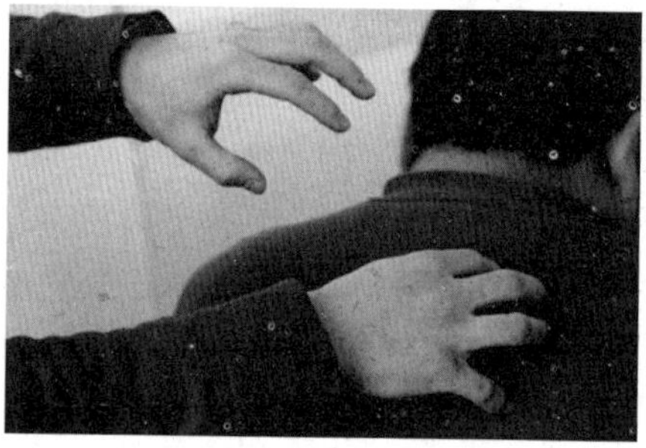

图3-40

（二）食疗法

除了家人配合营造良好的环境外，多食用一些疏肝理气的食物也可以促进乳汁分泌。此种类型禁忌热敷。肝郁气滞型缺乳列举食谱如下：

丝瓜核桃仁汤

原料：丝瓜、核桃仁、麻油适量，带皮老姜、盐少量。

做法：

（1）将核桃仁洗净浸泡半小时，将丝瓜去皮切块备用。

（2）将麻油倒入锅内，大火烧热。放入老姜爆香成褐色，但不能焦黑。

（3）放水加核桃仁，煮40分钟后加入丝瓜，煮烂加盐即可食用。

功效：丝瓜含有产妇需要的多种维生素，具有除烦、通经活络、理气的效果；核桃仁含丰富的维生素E及不饱和脂肪酸，具有活血祛淤的功能。

青橙皮煮活虾

原料：河虾100克，橙皮10克，老姜、黄酒、葱、盐适量。

做法：

（1）将河虾、葱、老姜洗净焯水备用，橙皮煮汁备用。

（2）将黄酒、河虾放入橙皮汁内烧开。

（3）烧开后浸泡15分钟，即可食用。

功效：补充产妇所需各种营养素，具有疏肝理气、通乳等功效。

丝瓜豆腐汤

原料：丝瓜半根，豆腐一块，老姜、植物油、盐适量。

做法：

（1）丝瓜剥皮切块，豆腐切块备用。

（2）锅内放水烧开，加老姜、丝瓜、豆腐，煮烂后加植物油、盐即可食用。

功效：豆腐含有丰富的蛋白质及钙，与丝瓜同食，具有滋补、通络下乳的作用。

四、乳腺肿块、乳汁淤积的护理

从中医学来说，乳汁分泌量与气血有关，乳汁缺少的原因一般可分为两种：

一是气血不足，有子宫或小腹下坠感，这种情况就要进补，可用四物汤补血，四君子汤补气。

二是气血淤滞，乳房很胀，但乳汁又出不来，可用通草或路路通加入汤内饮用。乳汁淤积是因乳汁分泌过多却没有及时排空，或在乳腺管还不畅通时就大补引起的。表现为乳房出现肿块，肿块移动度好，表面光滑，皮色不变，按之胀痛，皮肤不热或微热，与肿块相应乳孔无乳汁排出。如不及时处理，容易发生急性乳腺炎，及时采取中医按摩治疗可迅速缓解。常发生在产后3~7天，或者乳房受压后及生气后。

（一）按摩法

1. 按摩手法

指揉法、指梳法、点按法

2. 按摩穴位（图3-41、图3-42）

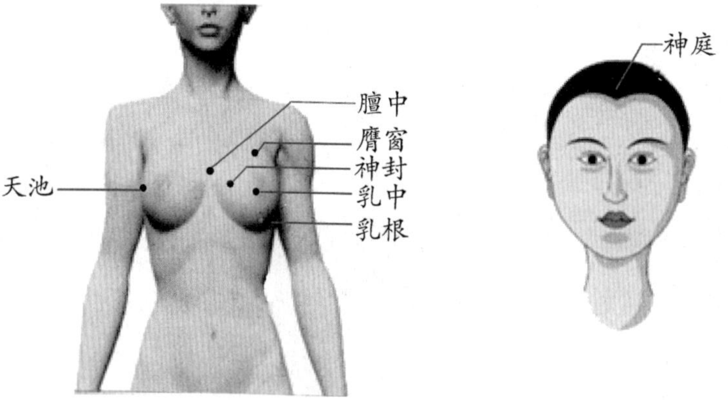

图3-41

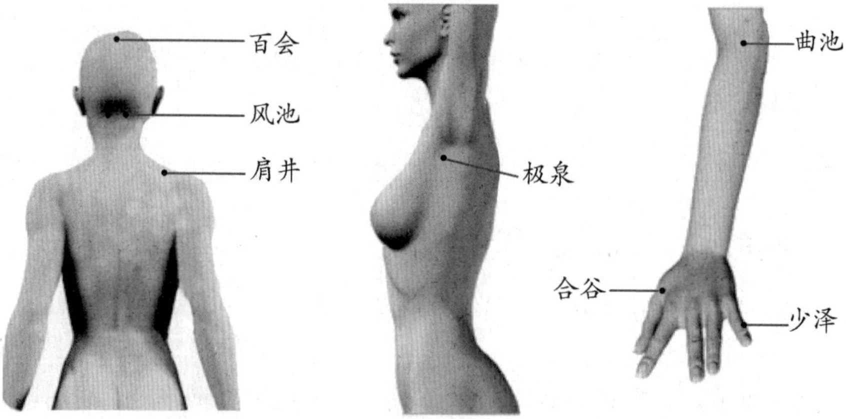

图3-42

3. 按摩方法与步骤

（1）从头前额开始，右手五指呈伞形展开，稍用力，从神庭渐移至百会，再移至风池，反复做 5 ~ 8 次（图 3 – 43）。

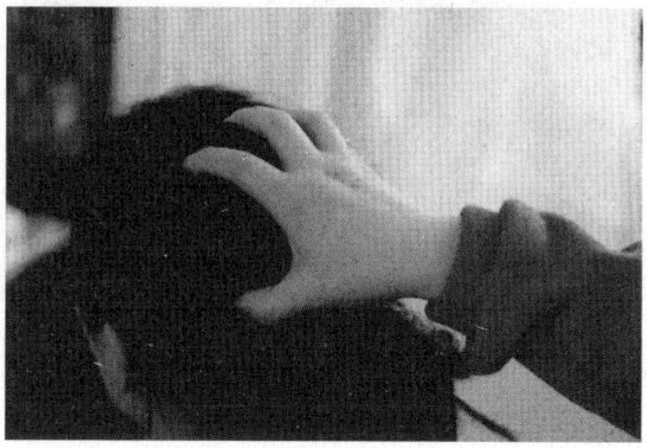

图 3 – 43

（2）双手拿两侧肩井 2 分钟。

（3）患者取坐位或侧卧位，充分暴露胸部。先在手上涂抹按摩精油，然后双手全掌由乳房四周沿乳腺管轻轻向乳头方向推抚 50 ~ 100 次。

（4）一手固定乳房，另一手掌以小鱼际或大鱼际着力于患部，在红肿胀痛处施以轻揉手法，有硬块的地方由轻到重顺时针反复揉压数次，直至肿块柔软为止。

（5）以右手五指着力，抓起患侧乳房部，施以揉捏手法，一抓一松，反复 10 ~ 15 次。左手轻轻将乳头揪动数次，以使乳头部的输乳管扩张。

（6）以右手小鱼际部着力，从乳房肿结处，沿乳根向乳头方向做高速振荡推赶，反复 3 ~ 5 遍。局部有微热感时，效果更佳。继续在乳头外侧至乳头处施以指揉、指摩、指梳、指抹等法，直至肿块消失、淤乳排出（图3 – 44）。

（7）拿捏患侧胸大肌 3 ~ 5 次（图 3 – 45）。

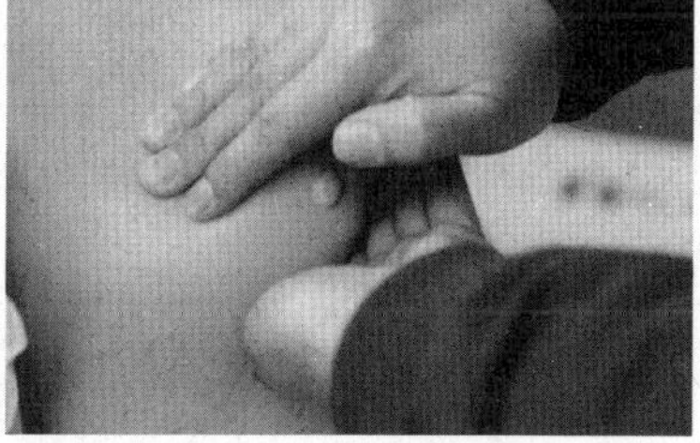

图 3 – 44

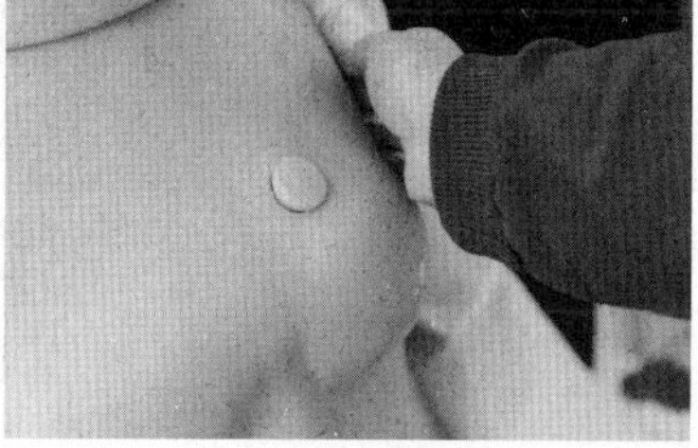

图 3 – 45

（8）弹拨极泉 3～5 次（图 3－46）。

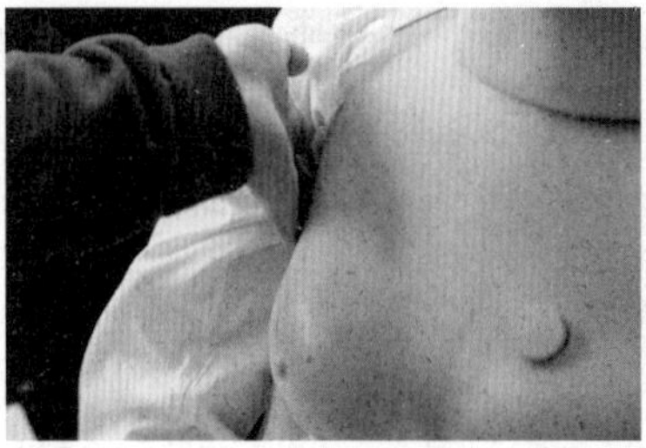

图 3－46

（9）点按膻中、乳中、乳根、天池、膺窗、神封、少泽各 5 次（图3－47）。

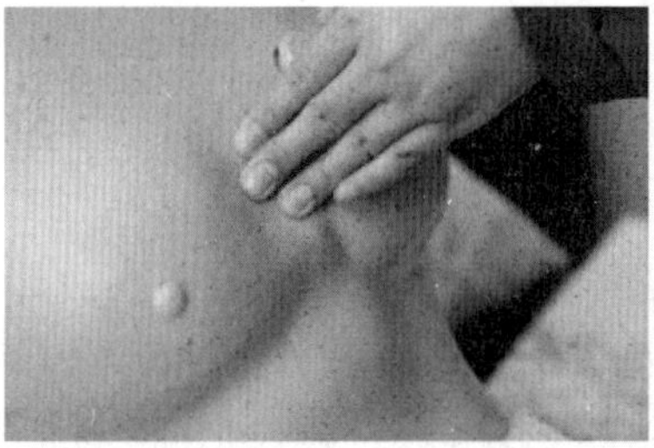

膻中

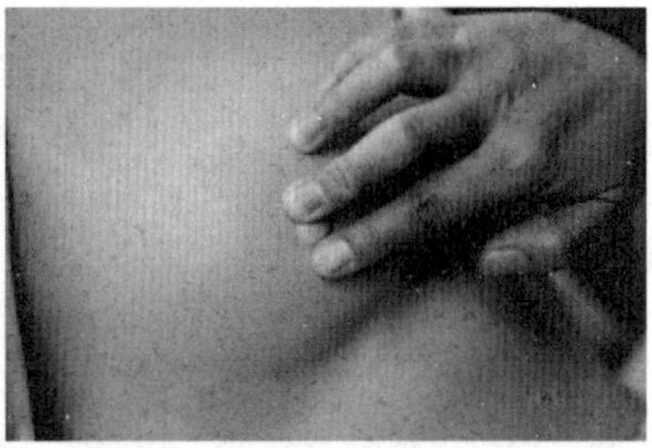

乳中

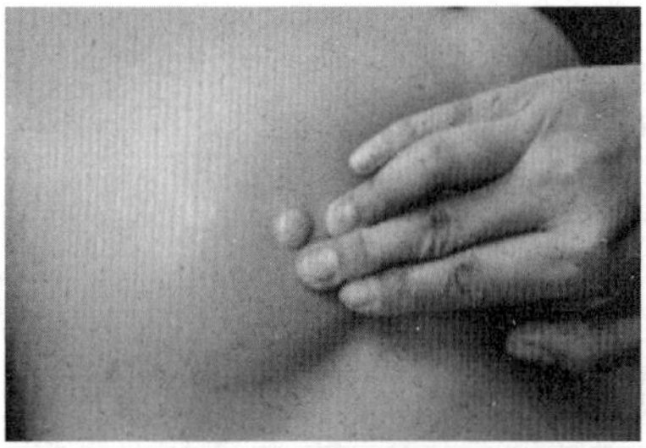

乳根

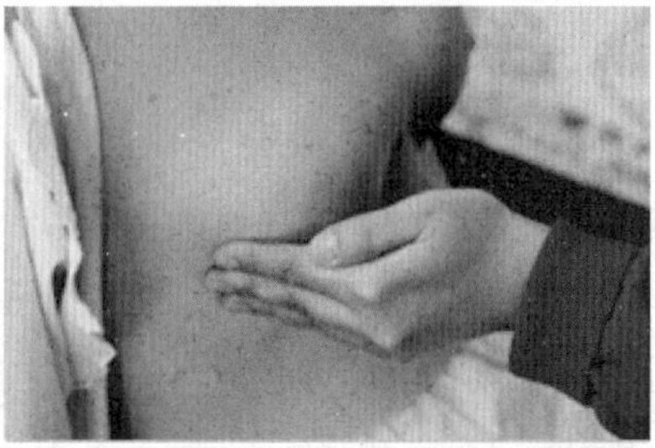

天池

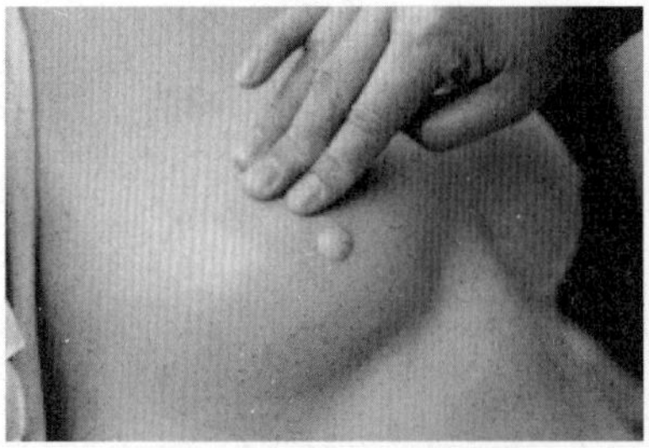

膺窗

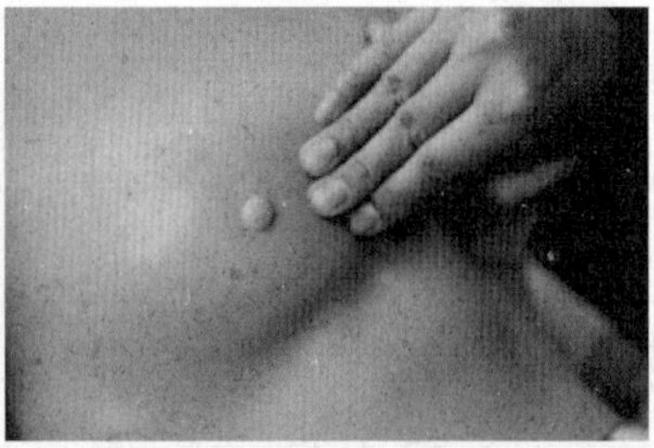

神封

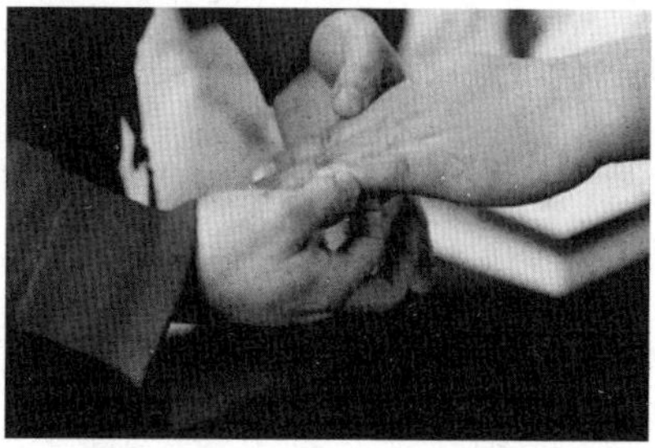

少泽

图 3－47

（二）食疗法

因为初产妇缺乏乳汁分泌的相关原理知识，她们当中的很多人都容易出现乳汁淤积、不畅的症状。建议这类产妇选择清淡的饮食，减少浓汤的摄入，多吃新鲜的蔬菜、水果。乳汁淤积者的食谱列举如下。

玫瑰花、代代花、茉莉花茶饮

原料：玫瑰花、代代花、茉莉花。

做法：将玫瑰花、代代花、茉莉花放入杯内，加开水后盖杯盖，10 分钟后即可饮用。

功效：清心养颜，疏肝散结。

通草蒸鲫鱼

原料：通草、鲫鱼、老姜、植物油、盐适量。

做法：

（1）将通草用冷水浸泡半小时左右，煎汁备用；将鲫鱼洗净，在鱼背上划若干刀。

（2）将鱼放入锅内，将通草汁倒在鱼背上，加姜丝、盐、植物油，大约蒸 40 分钟即可。

功效：通草具有清热利尿、通气下乳的功能；鲫鱼可补充优质蛋白质及矿物质，具有健脾胃、除湿利水、通络下乳等功效。

五、乳头皲裂的护理

乳头皲裂是指乳头及乳晕出现不同程度的伤口。乳头皲裂后，婴儿再吸吮时产妇会感觉疼痛，裂口深的甚至会出血。疼痛必然会影响哺乳，致使产妇乳汁迅速减少或乳汁淤积，还可能导致细菌侵入，引起乳腺炎。

（一）原因及改善方法

1. 乳头皲裂的原因

（1）哺乳方法不当。有些初产妇担心喂奶时乳房会堵住婴儿的鼻孔，没有把乳头和大部分乳晕放入婴儿口中，只让婴儿吸乳头，使得乳头受力过大，以致乳头皲裂。所以应及时改正哺乳方法，哺乳时应把整个乳晕放入婴儿口中，减少吮吸压力。

（2）乳汁分泌过多。有些初产妇因乳汁分泌过多，乳头皮肤长期浸渍，亦可引起乳头湿症溃烂。因此，应注意乳房护理，勤换内衣，保持乳头干燥，适量减少营养汤的摄入。

2. 改善方法

（1）哺乳前按摩乳房。按摩的同时，挤出少量乳汁使乳晕变软，或者局部涂抹鱼肝油。

（2）先从疼痛较轻的一侧哺乳。哺乳时应先从疼痛较轻的一侧乳房开始，借以减轻对另一侧乳房的吮吸力，并让乳头和一部分乳晕含吮在婴儿口内，以防乳头皮肤皲裂加剧。

（3）用乳汁滋润乳头。在哺乳后挤出少量乳汁涂在乳头和乳晕上，把乳头暴露在外，保持乳头干燥，以靠近窗户能接受阳光照射最好，以促进乳头皮肤的愈合。

（4）暂停哺乳。如乳头皲裂加重，可暂时停止哺乳 24 小时。将乳汁挤出，用小杯或小匙喂养婴儿。

（5）注意卫生。按摩时还需注意乳头的清洁卫生，以免感染，甚至导致乳腺炎。

（二）食疗法

乳头皲裂产妇食谱列举如下：

桃仁莲藕汤

原料：桃仁10枚左右，莲藕、带皮老姜、盐、麻油适量。

做法：

（1）桃仁洗净浸泡半小时，莲藕洗净切块备用。

（2）将麻油倒入锅内，大火烧热。放入老姜爆香成褐色，但不能焦黑。

（3）锅内放水，加入桃仁、莲藕，煮烂后加适量盐即可食用。

功效：桃仁、麻油含丰富的维生素E，莲藕、老姜含丰富的维生素C，两者放到一起既可促进乳汁分泌，又可促进伤口愈合。

虾米白菜

原料：虾米、大白菜、胡萝卜、老姜、麻油、盐适量。

做法：

（1）大白菜洗净切好，胡萝卜切片备用。

（2）将麻油倒入锅内，大火烧热。放入老姜爆香成褐色，但不能焦黑。

（3）先放入胡萝卜片翻炒，再放入大白菜翻炒后加入虾米，放少量的盐（因虾米是咸的），起锅即可食用。

功效：补充各种维生素及矿物质，促进伤口愈合，增强抵抗力。

六、乳头扁平或凹陷的护理

乳头凹陷分为真性乳头凹陷、乳头内翻、假性乳头凹陷，凡出现这类问题都会影响乳汁的排出。若乳头陷于乳晕内，且牵拉也不高出乳晕，为真性乳头凹陷；若乳头向内翻不能拉出，称乳头内翻；若乳头与乳房皮肤在同一平面仅不能竖起，称为假性乳头凹陷（亦称扁平乳头）。如前文所述，在怀孕4~6个月或9个月以后进行纠正效果最佳。如果以前未能纠正，可继续尝试以下方法。

（一）按摩法

1. 按摩手法

梳法、按法、揉法。

2. 按摩取穴（图 3－48）

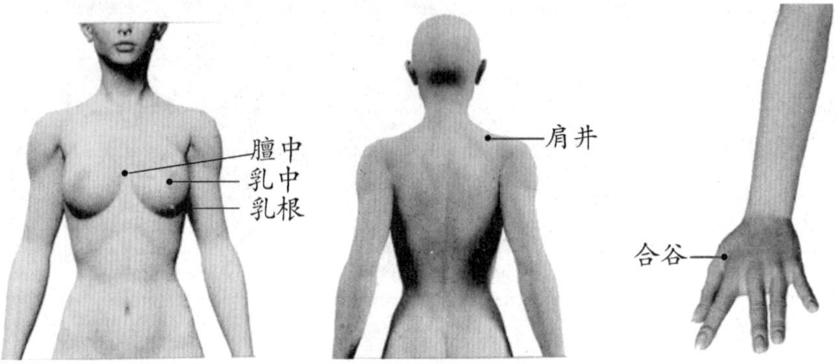

图 3－48

3. 按摩方法与步骤

产妇可采用霍夫曼运动及吸奶器进行负压吸引，也可以采用以下方法与步骤进行按摩。

①从乳房两侧向乳头中心用力挤出一些乳汁，用两拇指和食指平行轻压乳头两侧，慢慢地由乳头向两侧外方拉开，继而捻转乳头使乳头向外凸出。另一侧乳头用同样的方法操作（图 3－49）。

②用拇指、食指、中指轻捏拿乳头 2 分钟，像婴儿吮吸状（图 3－50）。

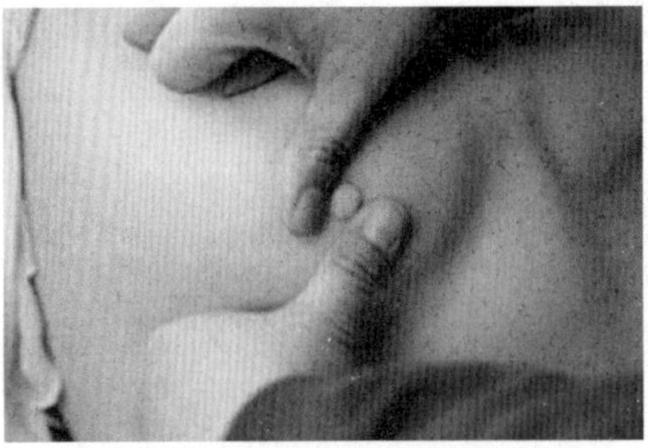

图 3－49

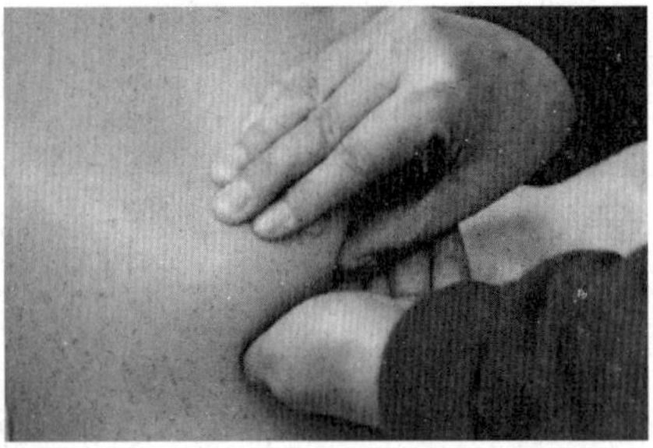

图 3－50

③五指从远端向乳头方向梳乳房 5 分钟，也可用按摩梳替代手（图3－51）。

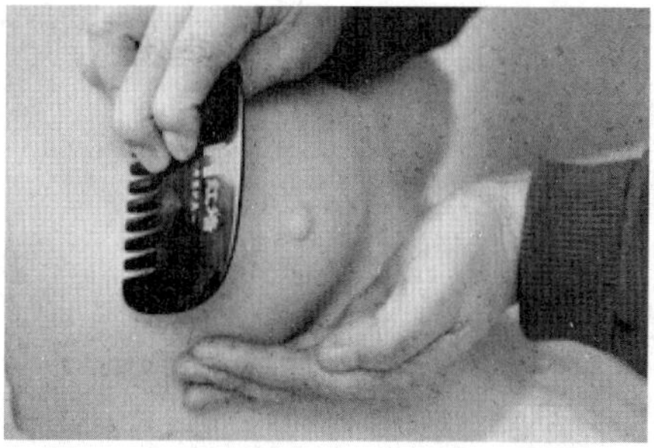

图 3－51

④点按膻中、乳根、乳中、肩井、合谷各 5 次（图 3－52）。

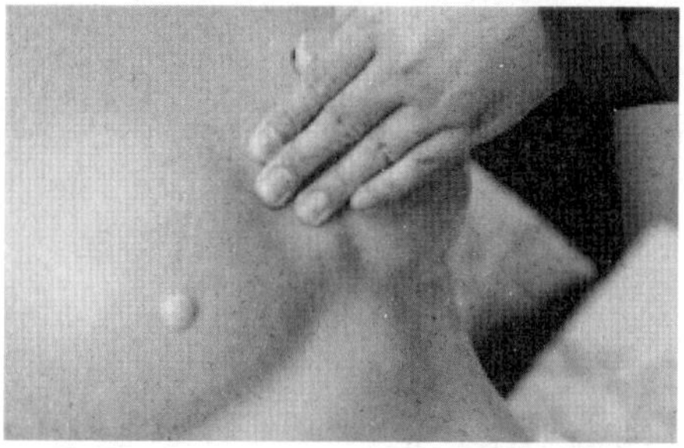

膻中

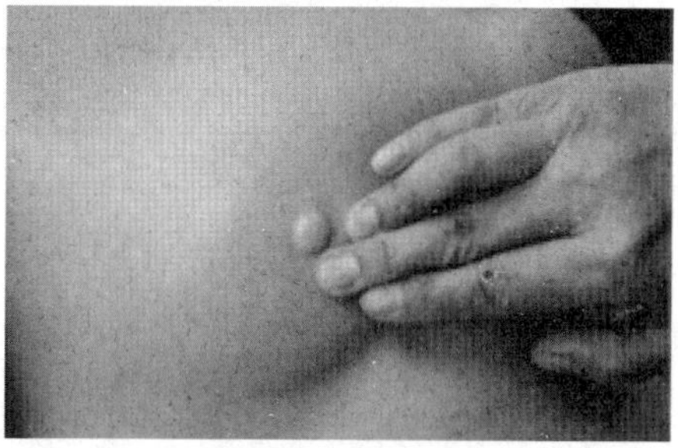

乳根

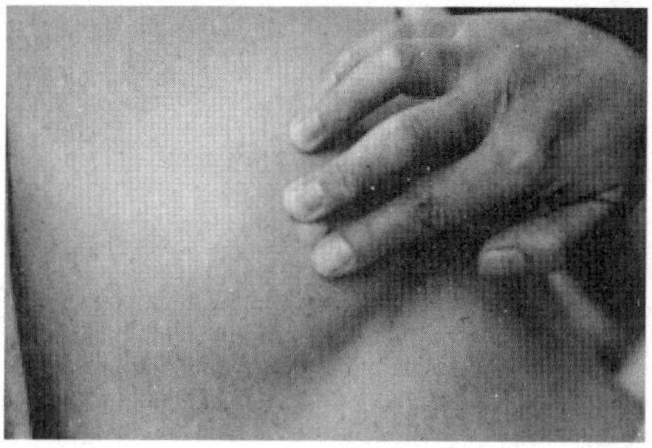

乳中

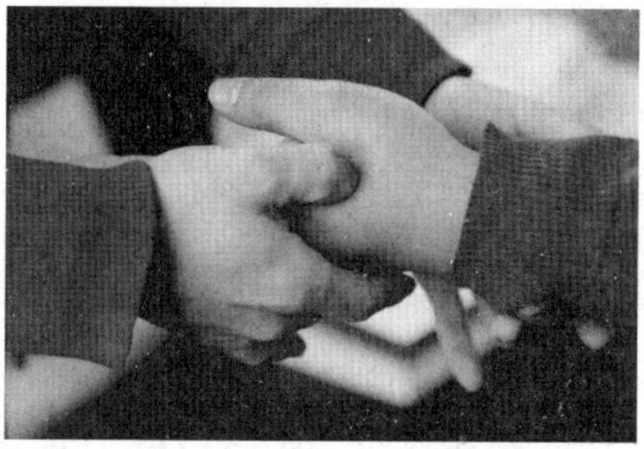

合谷

图 3－52

（二）食疗法

产妇饮食以清淡为主，等婴儿能正常吃母乳后才能大量补充营养，以免乳汁淤积。乳头扁平或凹陷的产妇宜服紫菜猴头菇汤，具体做法如下：

紫菜猴头菇汤

原料：猴头菇3~4朵，紫菜若干，麻油、生姜、盐适量。

做法：

(1) 将猴头菇洗净，放入开水中焯水。

(2) 麻油倒入锅内，大火烧热。放入老姜爆香成褐色，但不能焦黑。

(3) 加水转大火，放入猴头菇，煮10分钟后加入紫菜，2分钟后加盐即可食用。

功效：可提高产妇的免疫功能，补充钙、碘等微量元素。

七、急性乳腺炎的护理

急性乳腺炎（Acutemastitis）是乳腺的急性化脓性感染，是乳腺管内和周围结缔组织炎症，多发生于产后哺乳期的妇女，尤以初产妇更为多见。有文献报道急性乳腺炎初产妇患病占50%，初产妇与经产妇之比为2.4: 1。哺乳期的任何时间均可发生，但以产后3~4周最为常见，故又称产褥期乳腺炎。

急性乳腺炎是由细菌感染所致的急性乳房炎症，常在短期内形成脓肿，多由金葡球菌或链球菌沿淋巴管入侵所致。多见于产后2~6周的哺乳妇女，尤其是初产妇。病菌一般从乳头破口或皲裂处侵入，也可直接侵入引起感染，本病虽然有特效治疗，但发病后痛苦，乳腺组织破坏常引起乳房变形，影响哺乳。因此，对本病的预防重于治疗。

（一）护理方法

1. 急性乳腺炎的表现及诊断（图3-53、图3-54）

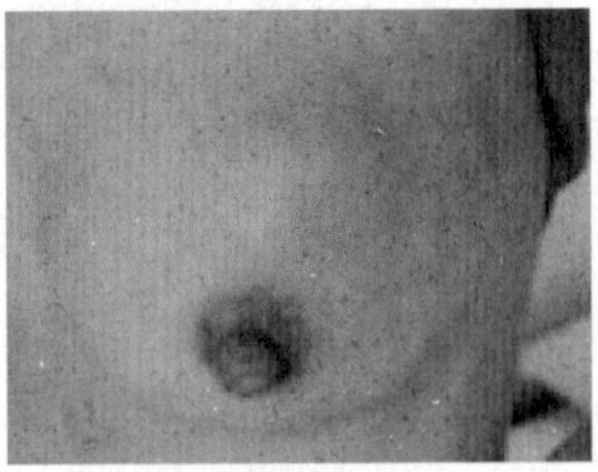

图3-53

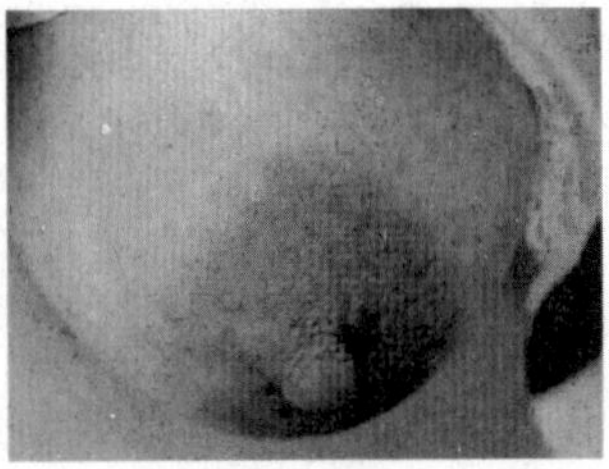

图3-54

（1）有乳头创伤或乳头发育不良史，开始会发冷，而后高热、寒战、头痛、乳房胀痛或搏动性疼痛。

（2）早期乳房肿胀，局部硬结，进而红、肿、热、压痛；形成脓肿则有波动感，感染表浅者可自行破溃；患侧腋窝淋巴肿大，压痛。

2. 急性乳腺炎治疗方法

（1）物理疗法。

此方法适用于乳腺炎的早期治疗，以促使炎症消退或局限。

①冷凝胶冷敷治疗。

冷敷能使局部温度下降，毛细血管渗出减少，周围神经传导冲动减缓，具有镇痛、消肿、抑制炎症扩散、减少乳汁分泌的作用。冷敷越早越好，使用冷凝胶等冷敷治疗应注意以下三个问题。

第一，此方法一般用于急性炎症的早期（发病后的24小时内），在炎症尚未被控制的48小时内进行冷敷，48小时后可改为热敷。

第二，冷凝胶置于硬结局部3～4小时。局部皮肤复温后可再行冷敷，若局部麻痛不可忍受，改为短时间冷敷。

第三，在冷敷的同时可多饮水，使乳汁变稀，减少淤滞，利于乳汁的排出，以起到引流及冲洗作用，利于炎症的消退。冷敷时尚须注意防止局部冻伤。如患病后24小时内用冷敷尚未能控制者，可放弃冷敷而改为热敷，以利炎症吸收。

②热敷治疗。

急性乳腺炎起病3天后，局部病灶呈现浸润和渗出改变。此时热敷可增加局部组织血流，提高白细胞的吞噬功能，促进炎症性渗出物的吸收、局限和液化，具有镇痛、消炎的作用。

（2）按摩疗法。

已诊断为急性乳腺炎的产妇应以输液消炎为主，适当的按摩可以起到辅助作用。

①手法按摩。

用手指顺乳头方向轻轻按摩加压揉推，使乳汁流向开口，并用吸奶器吸乳，以畅通乳腺关口，减少淤积。

一手夹持乳房基底部，一手用按摩棒沿乳管走倒3字，向乳头部轻轻按摩1～2分钟。然后用手掌由淤积硬结的外缘向乳头方向逐步推赶并轻揉挤，反复按摩 5～10 分钟，即可将淤积的乳汁逐渐推出。

按摩时，可以用手轻轻提动乳头数次，以扩张乳头部的输出管。按摩前视情况先作局部热敷，效果更好。

②梳理按摩。

按摩器具或者操作者手蘸少量介质润滑，以减少摩擦对乳房皮肤的刺激，避免皮肤损伤。用乳房梳理器背部由乳房基底部开始，经患部再向乳头连连推赶，使闭塞的乳管由内向外、由小而大，渐渐被乳汁充满，终至全管通开，积乳排出，患者可在短期获愈。

按摩时应注意，为减少按摩引起的炎症扩散和脓毒血症的发生，按摩必须在全身应用抗生素的前提下进行。可用乳罩承托，其目的是减小乳房活动度，减轻乳房疼痛。

（3）局部治疗。

①如意金黄散以醋或白酒调成糊状，粘敷病变局部。

②鲜蒲公英 60～120 克，葱白 30～60 克，捣烂成糊状，敷于患处，用绷带或三角巾扎紧，每天换药 1 次。

③三黄膏外敷：三黄膏（即黄柏）、大黄、黄芩各等份，研成细面，用凉开水，蜂蜜或等量凡士林调成膏。

④芙蓉膏外敷：芙蓉膏有清热解毒，活血化淤消肿的作用。可用芙蓉叶研成细面，用香油或茶叶水调，也可加等量凡士林调成膏。

（二）食疗法

宜清淡饮食，少喝浓汤，保证新鲜蔬菜、水果的摄入，可在菜内加通草。急性乳腺炎产妇的食膳列举如下：

通草鸡蛋汤

原料：通草 3 克，鸡蛋 2 个，红糖适量。

做法：

（1）将通草浸泡半小时，然后煮 20 分钟。

（2）打入鸡蛋，鸡蛋熟后加红糖即可食用。

功效：补充营养，除湿利水，通络下乳。

黄酒蒸虾

原料：鲜虾6~8只，黄酒、老姜、盐适量。

做法：

(1) 虾洗净备用，老姜切片备用。

(2) 把虾放入盘内，浇上黄酒后放入锅内蒸20分钟左右。

(3) 将麻油倒入锅内，大火烧热。放入老姜爆香成褐色，但不能焦黑。

(4) 将烧热的生姜麻油浇在蒸好的虾上，即可食用。

功效：补充营养，活血行经，健脾通乳。

八、产后5~6个月乳汁逐渐减少的护理

很多产妇在产后4个多月后发现原本丰富的奶水逐渐变少，其实乳汁逐渐变少的最大原因是自己。催乳师应引导产妇从以下几个方面加以注意，以避免乳汁逐渐减少的情况出现。

1. 饮食是关键

大部分初产妇都很注重月子饮食，其实女性在整个哺乳阶段都需要注意均衡营养，多喝汤。生产后母乳喂养的女性，一定要坚持少食多餐，每天食物品种不低于20种，并且保证荤素搭配，每天喝两次营养汤。

2. 喂养方法要得当

随着婴儿月龄的增长，很多产妇总是担心营养不够，开始添加过量的辅食，导致婴儿吃母乳的次数下降，因为乳头缺乏婴儿吮吸的刺激而使乳汁分泌减少。其实6个月的婴儿吃母乳是足够婴儿生长发育的，辅食提供的营养不到10%，所以产妇一定要注意不要给婴儿太多的辅食，婴儿6个月大时每天只需添加一顿辅食就可以了。

3. 处理好工作和生活的关系

许多产妇因为上班不能定时给婴儿喂奶，当乳房充盈时只能挤掉奶水或任其胀回，很快乳汁产量就下降了。产妇要准备好吸奶器和母乳收藏袋，在上班时根据婴儿喂养的频率，用吸奶器吸出乳汁放在收藏袋内，存入冰

箱给婴儿食用。每天婴儿吸乳加吸奶器吸乳次数不低于 8 次，同时保证愉快的心情和充足的睡眠。

4. 适时按摩

如果产妇确实感觉乳汁分泌减少，可以按照产后普通型缺乳的方法进行按摩，多数能达到理想的效果。

九、产后乳汁自出的护理

产后乳汁自出，是指产后乳汁不经婴儿吮吸即不断自然流出，也称为“漏乳”“产后乳汁溢出”或“乳汁自涌”等。如产妇身体健康，体质强壮，营养旺盛，由于乳汁充沛，乳房饱满，而自然流出，一般认为是正常现象。也有因病而引起的乳汁自出，此病发生于产后，可能与乳腺腺管功能或结构异常有关，如与妊娠无关的溢乳则可与内分泌紊乱有关。下文主要是因病而引起的产后乳汁自出的护理。

1. 发生原因

产后乳汁自出的发病原因多是因气血虚弱，中气不足，或肝经郁热，疏泄失常，迫使乳汁外溢。

2. 症状

由于不同的病因所引起的症状也是不同的。

（1）气血虚弱所引起的症状为乳房柔软，乳汁清稀，乳房无胀感，神疲气短，舌淡苔薄，脉细弱。

（2）肝经郁热所引起的症状为乳房胀硬，乳汁浓稠，情志抑郁，烦躁易怒，甚或心悸少寐，便秘尿黄，舌质红，苔薄黄，脉弦数。

临床表现典型的症状即为产后乳汁不经婴儿吮吸或挤压而自然溢出，一般为乳白色或黄白色的乳汁，而且乳房无结块，可有或无疼痛。

3. 按摩

如果是气血虚弱型，即按实操部分的气血虚弱型按摩来操作。如果是肝经郁热型，即按实操部分肝郁气滞型缺乳的护理按摩方法来操作。

十、回乳的护理

1. 回乳的两种方法

回乳俗称断奶，是指产妇在母乳喂养一段时间后，由于各种原因停止母乳喂养的行为。

回乳的方法一般可分为自然回乳和人工回乳两种。通常情况下，产后哺乳时间在10个月至1年之内而正常断奶者，可使用自然回乳方法；但如果是因非正常原因，如各种疾病或特殊原因，哺乳时间不足10个月，在正常母乳喂养期间需要断奶的情况，则多需要通过人为方法（通常是药物或中医方法，如按摩）进行回乳，即人工回乳。正常回乳时，如果奶水过多，自然回乳不见效果，则需要通过药物或按摩方法进行人工回乳。

（1）自然回乳。

自然回乳要有计划循序渐进，逐渐减少喂奶次数，缩短喂奶时间，同时应注意少进汤汁及容易下奶的食物，使乳汁分泌逐渐减少以致完全消退。大约在两个月内完成回乳比较适宜。这样不但对婴儿影响小，也可避免乳房发生急性炎症反应。

渐进式回乳的好处是产妇在特殊情况下可以灵活掌握。产妇不但要关注孩子的反应，寻找更适合的断奶方法，同时，还要照顾婴儿的心理需求，及其对乳房抚慰的需要。在某些特定情况下的吃奶对于孩子来说必不可少，比如孩子生病、受伤或者入睡前，孩子对乳房的依赖不仅仅是食物来源，更是一种抚慰。这时候可以允许孩子继续吃，先断掉其他一般情况下的喂奶，特殊情况下的喂奶可以放到最后一步。

许多产妇唯恐自己不主动果断采取强行的断奶措施，婴儿就会一直吃下去。事实上，随着婴儿的成长他会自动脱离从母乳摄取食品的要求。所以，这要视婴儿的成长情况而定，最好等到婴儿自动脱离对母乳的需要时自然断奶。这种断奶方式会避免诸多由于提早强行断奶而出现的烦乱。

每一个孩子的成长时间表都不一样，一般来说，自动断奶发生在1岁半到3岁之间，1岁以内的婴儿少有自动断奶现象。很多人都认为8个月以后母乳就没有营养了，事实上，母乳无论在什么时候都富含营养，如脂肪、蛋白质、钙和维生素等，尤其是对婴儿身体健康至关重要的免疫因子。长期的母乳喂养，能够有效地预防诸多疾病，比如耳道、肠胃和呼吸道等婴儿常见感染，以及幼儿癌症、少儿糖尿病、风湿性关节炎等重症。

国际卫生组织、国际母乳会，以及美国卫生部等权威机构，也呼吁全球母亲们将母乳喂养坚持到婴儿满2岁。尤其是对于过敏体质的婴儿，最好母乳喂养至2岁以上。

（2）人工回乳。

如果由于产妇自身的原因或婴儿的原因需要停止母乳喂养的，一般需要通过人为干预的方法对产妇进行回乳。以下情况通常需要人工回乳：

①产妇乳房问题导致婴儿不能吸出奶汁的：如乳头内陷、乳头皮肤长期皲裂、严重乳腺炎、恶性肿瘤、乳腺管闭锁等。

②产妇乳房畸形，以及乳房手术不能哺乳等情况。

③产妇有严重疾病的，如：肺结核、传染性肝炎、心脏病、重度妊娠中毒等病，产妇若患有产褥期精神病和一般传染病，也必须禁忌哺乳。

④婴儿原因不得不断乳；正常婴儿吃奶达一定时间（10 个月或更长时间时）也必须断乳（回乳）。

⑤产妇由于个人客观原因不能继续喂养的，如：需要出差或其他紧急情况而无条件继续哺乳的。

传统的人工回乳方法，无论是民间流传的还是在各种专业书籍中出现的方法多种多样，下面介绍按摩法和食疗法两种常规回乳方法。

2. 按摩回乳法

有人认为断奶时不要给婴儿吸吮，也不需要利用外力的方法（用手挤或用吸奶器吸）排出剩奶。但是，留在乳腺里的乳汁其实对乳房不利，应该排出体外。通常在口服中药进行回乳的同时，可以通过按摩的方法排出已经分泌的乳汁。按摩回乳的方法还有丰胸和美胸的作用，以下是几种常用的按摩手法：

（1）按摩者双手抹上介质，并温暖双手，以整个手掌贴于乳房上，左右手交替画圆（图 3－55）。

（2）双手从乳房的基底部向乳头方向按摩（图 3－56）。

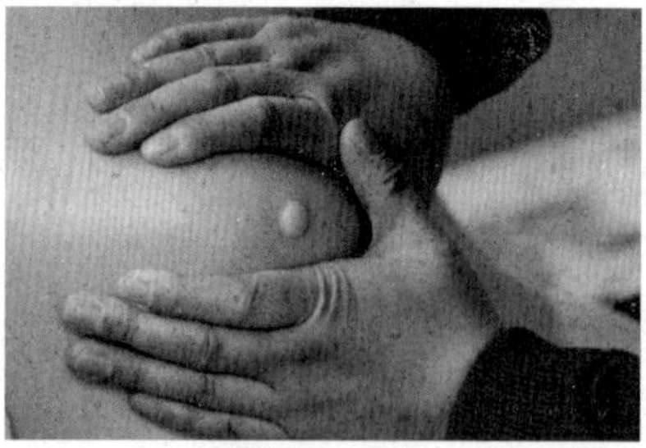

图 3－55

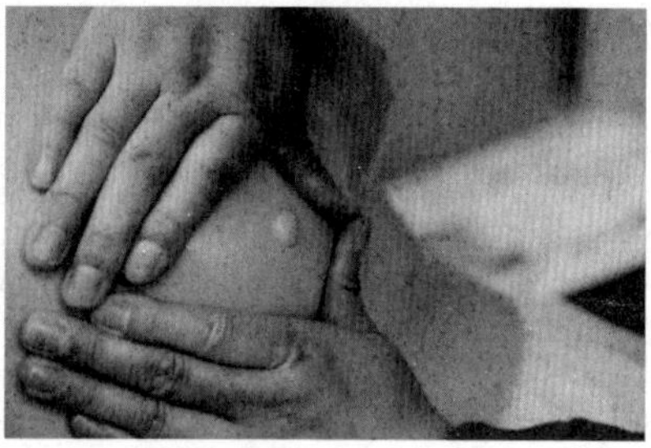

图 3－56

（3）小心地轻揉乳腺管，直至把乳腺管内的乳汁全部排出来（图3－57）。

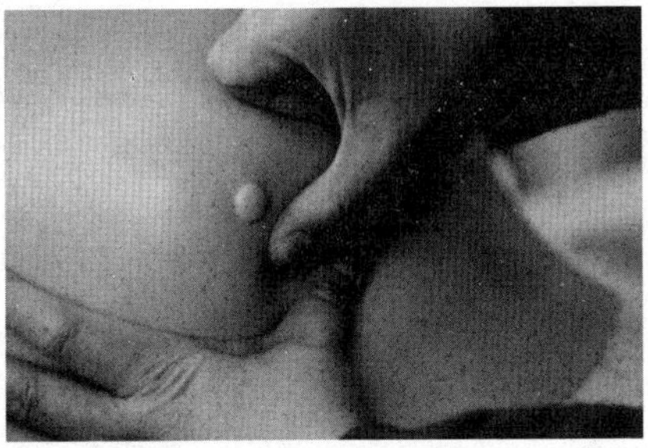

图3－57

（4）单手由乳根部向上推，两侧交替往上提推（图3－58）。

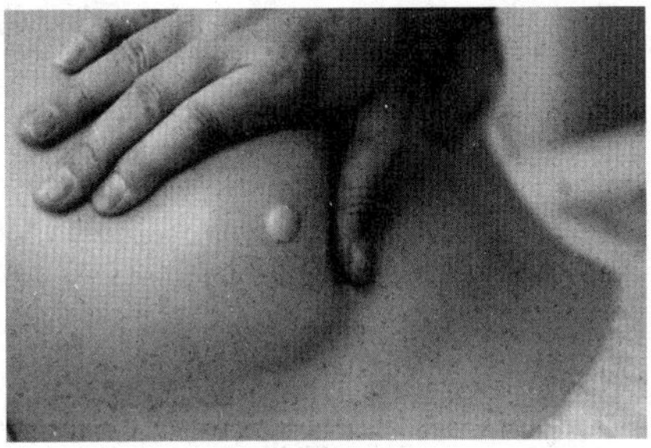

图3－58

3. 食疗回乳法

按照中医的理论，药食同源，所以食疗回乳的方法，其实也可以归结为中药方法之中，常见的回乳食物有以下几种：

（1）淡豆豉。淡豆豉30克，煎服，每日1剂，连服3天。

（2）生麦芽。生麦芽60克，加冷水浸泡30分钟，置锅中大火煮沸后，再用小火煮20分钟，滤去药渣，浓缩成两杯，分2次服，连服3～5日。炒麦芽60克，水煎分次服用，每日1剂。

关于麦芽的功效，《本草纲目》中记载：麦芽甘、微温，实为消食和中，下气退乳之良药。《丹溪心法》载：产后发热，乳汁不通及膨，无子当消者，用麦芽二两炒，研细末，清汤调下，作四服。又如《医宗金鉴·妇科心法要诀》曰："产后乳汁暴涌不止者，乃气血大虚，欲断乳者，用麦芽炒熟、熬汤作茶饮。"

（3）花椒。取花椒6克，加水400毫升，浸泡后煎水浓缩为200毫升，加红糖 30～60 克，于断乳当天趁热 1 次饮下，每日 1 次，1～3 日可回乳。

（4）面引子。面引子即生大饼 100 克，对分，贴在乳房上面而露出乳头，2 日左右乳胀即消退。

（5）八角茴香。八角茴香 10 克，煮汁服，每日 2 次，连服 3 日。

（6）麦麸。小麦麸 10 克，红糖 50 克，将麦麸放进锅内炒黄后，加糖再炒，趁热吃，要常吃，也有很好的回乳效果。

（7）枇杷叶。枇杷叶 10 克，去毛后用水煎服。

（8）番泻叶。番泻叶 4 克，加开水 200～300 毫升，浸泡 10 分钟为 1 日量，分 2～3 次口服。

（9）胆南星。胆南星 10 克，研成细粉，用醋调成糊状，敷于乳房，每日换药 1 次。

（10）粳米。粳米 100 克淘洗干净，锅内放适量清水，加入炒麦芽 30 克、枳壳 6 克煎煮、去渣，放入粳米煮粥，等粥熟时，加入红糖搅拌溶化即可食用。

无论哪种回乳方法，都需要在回乳期间尽量减少对乳头的刺激，不让婴儿吮吸乳头。可以冷敷乳房，让乳腺管收缩，同时，限制液体如牛奶、多脂肪蛋白质肉汤的摄入量等。

回乳时日常饮食的选择，应忌食那些可促进乳汁分泌的食物，如花生、猪蹄、鲫鱼、汤类等，否则将会增加回乳难度。

思考与练习

1. 各型缺乳情况的临床表现是什么？
2. 急性乳腺炎怎样护理？
3. 如何熟练运用按摩手法护理不同症状的乳房？

第四章

母乳喂养指导

本章学习目标

1. 了解乳汁的分泌及成分。
2. 了解母乳喂养的技巧。
3. 了解影响泌乳的因素。
4. 了解母乳喂养成功的策略。

第一节　母乳喂养基本知识

一、产褥期乳汁的分类

产妇分娩后，1～7 天分泌的乳汁称为初乳，7～14 天分泌的乳汁称为过渡乳，14 天以后分泌的乳汁称为成熟乳。

1. 初乳

一般初产妇在产后 3 天，分泌出外观稀薄并发黏、呈淡黄色的乳汁，这就是富含产妇体内抗体（富含胡萝卜素和蛋白质）的初乳。初乳中蛋白质的含量高达 10%，同时含有丰富的抗体特别是免疫球蛋白 A（lgA）以及乳铁蛋白、溶菌酶、抗菌因子，能为新生儿提供特殊的营养素，如锌长链不饱和脂肪酸。而且初乳中的脂肪和乳糖更适应新生儿的胃肠道吸收。同时，初乳能提高智力和视力水平，可以减轻新生儿的特殊症状，有助于新生儿的胎便排出。如果初乳少，则必须让新生儿多吸，这样才能为之后顺利地进行母乳喂养打下基础。

初乳喂养需要注意两点：

（1）生产后早开奶。这需要让婴儿多吸吮，生产后30分钟内尽可能做到母婴同室，遵循不定时不定量的喂养原则，让婴儿每次吸吮3～5分钟。

（2）喂养姿势正确。如果产妇身体虚弱，可以采取侧卧喂养；如果身体状况允许，则最好采取坐位喂养。

2. 过渡乳

产后7～14天所分泌的乳汁称为过渡乳。过渡乳的乳汁会慢慢地变得白而稠，脂肪和乳糖含量逐渐增加，而蛋白质和矿物质含量略低于初乳。

3. 成熟乳

产后14天的乳汁称为成熟乳。成熟乳的成分稳定，其中所含的蛋白质虽然少于初乳，但各种蛋白质、脂肪、碳水化合物、维生素、微量元素丰富。

二、乳汁的分泌及抑制

1. 乳汁的分泌

（1）泌乳反射。

婴儿吸吮刺激乳头的神经末梢，这些神经将此信息传达到脑下垂体前叶，使之产生催乳素，催乳素经血液输送至乳房，使之泌乳。从刺激乳头到乳汁分泌的过程被称为泌乳反射或催乳素反射。

（2）喷乳反射。

当婴儿吸吮乳头时，感觉冲动传递到大脑，刺激脑下垂体后叶分泌缩宫素。缩宫素经血液到达乳房，使乳腺周围的肌细胞收缩，将腺泡内的乳汁压向导管，到达乳窦，便于婴儿吸出，有时甚至会使乳汁从乳头喷出或流出。这就是缩宫素反射，也称喷乳反射。

许多产妇在刚开始哺乳时会感到乳房内有挤压感，就是喷乳反射的作用。婴儿也需要有喷射反射的帮助才能得到足够的乳汁。喷乳反射建立不好，乳汁流出不畅，会增加哺乳的难度。婴儿的形象、声音和母亲对婴儿的抚摸、接触而引起母亲挚爱的感受也有利于这一反射的建立。相反，担忧或恐惧的情绪，疼痛或困窘，以及对自己喂哺能力发生怀疑时，都可能抑制反射的建立，阻止乳汁的流通。

2. 抑制乳汁分泌的因素

（1）乳汁抑制因子。

乳汁内存在乳汁分泌抑制因子，这是一种多肽，如果大量乳汁存留在乳房内，抑制因子就会抑制泌乳细胞的分泌。如果通过婴儿吸吮或挤奶的方式，排空乳房，抑制因子被排除，乳房就能分泌更多的乳汁。这是一种自我保护机制，可保护乳房不致因过度充盈而受损害。在哺乳过程中，如果不注意排空乳房而使乳汁常常积聚在乳房内，就会减少乳汁的分泌量。

（2）乳房的构成。

①乳房腺体组织。

乳量的多少与乳房腺体组织有关。乳房主要由脂肪、结缔组织和腺体组成，但只有腺体组织有泌乳作用。所以泌乳量的多少与乳腺组织的成分成正比，与乳房的大小、形态无直接关系，乳房外形发育得再好，但如果其内主要是脂肪和结缔组织，而有分泌功能的腺体组织很少，乳量自然不会很多。相反，乳房体积虽小，但有分泌功能的腺体组织很多，就能分泌出足够的乳汁。

②乳腺管。

乳腺管是否通畅影响泌乳。因为乳房内有很多腺泡，乳汁分泌后必须从乳腺管转到输乳管，其中的任何一个腺小叶或腺泡堵塞，都会影响乳汁畅通，不畅通就会影响乳汁分泌。通过按摩是畅通乳腺管的最好办法，通过穴位按摩可以改善乳房血液循环，疏通乳腺管，避免乳汁淤积而引起的乳房肿胀和乳腺炎。

三、影响泌乳的因素

1. 饮食调理

产前营养是为了母体健康和胎儿发育，产后营养则是为了产妇和婴儿成长，两者同样重要。产妇在生产过程中消耗大量的能量，精力大大减弱，需要一个康复的过程。因此，产妇应多吃营养丰富的食物和汤类，不仅能补充足量的蛋白质，也能改善糖、脂肪和水的吸收，保证丰富的矿物质和维生素，以增加奶量和提高奶质，满足婴儿的成长需要。

2. 精神因素

哺乳期焦虑、烦恼、恐惧、不安等情绪变化，会通过神经反射而影响乳汁的分泌。有研究表明，产后抑郁的产妇泌乳的始动时间（指婴儿娩出后乳汁首次自乳房滋出的时间）延后，乳汁分泌量较少。由于情绪低落、易疲乏、饮食和睡眠欠佳，使产妇对母乳喂养的自信心不足，容易形成恶性循环。

产妇应保持精神愉快，保证充分休息，增强母乳喂养的自信心，相信会有足够的奶水喂养婴儿，尽情享受为人母的喜悦与幸福。另外，家人应积极配合，营造愉快和谐的氛围。

3. 身体素质

身体健康是正常哺乳的基本条件，没有健康的身体，要维持正常的哺乳是很难的事情。如果产妇患严重的贫血，或有慢性消耗性疾病，如肝炎、结核、甲状腺疾病等，或分娩时失血过多、难产、剖宫产、产后感染等，都会导致自身营养严重缺乏，很难维持正常哺乳。

4. 新生儿是否吮吸

吮吸是新生儿一出生就有的一种本能动作，新生儿的吮吸刺激越早，乳汁分泌得就越早。现在主张新生儿出生半小时内哺乳，虽然此时母乳尚未分泌，但这种刺激却给了神经系统一个泌乳信号。

5. 喂奶方法

喂奶时应左右乳房轮着喂，先吸空一侧乳房再换另一侧。下次喂奶应从上次喂奶时最后被吸的一侧乳房开始。

如果母乳量多，婴儿在 10 ~ 15 分钟就可吃饱。如果有多余的乳汁应用手或吸奶器挤出，以利于乳房的排空和乳汁的再分泌。否则，乳房里由于有剩余的乳汁，会使乳量分泌越来越少，而且容易发生乳腺炎。

四、母乳的特点

1. 富含优质的蛋白质

虽然母乳中所含的蛋白质比牛奶少，但母乳中的蛋白质容易被婴儿消化、吸收，同时还有抑菌作用，可以提高叶酸、维生素 B12、维生素 D 的利用率。而且婴儿的肝、肾功能还很弱，长期过量的蛋白质会损害婴儿的肝、肾功能，所以母乳中的蛋白质不能说是最好的，但却是最适合婴儿的。

2. 脂肪能量高

脂肪是我们成年人害怕的食物，脂肪过多不但会影响形体美观，还会导致慢性疾病。但脂肪对婴儿来说却是生长发育的关键。婴儿除了和成人一样有必要的消耗外，还需要生长发育。母乳中的脂肪能量高，数量及种类都比牛奶中的脂肪多，特别是其中所含的必需脂肪酸、α-亚麻酸及其衍生物二十二碳六烯酸（DHA）等对婴儿智力发育至关重要，而婴儿从亚麻酸合成二十二碳六烯酸的能力有限，必须由母乳提供。

3. 乳糖含量高

母乳中的乳糖含量高于牛奶。乳糖是母乳中唯一的碳水化合物，除了能提供婴儿生长发育的能量外，还可以被结肠中的乳酸杆菌分解，抑制大肠杆菌生长，预防婴儿细菌性腹泻。乳糖可转化为乳酸，使 pH 值下降，促进钙吸收，减少佝偻病的发生。除此之外，母乳中的乳糖还可促进肠蠕动，减少便秘的发生。

4. 维生素和矿物质适宜

维生素和矿物质虽然在人体内的含量非常少，却起着关键的作用，特别对婴幼儿来说，轻微的缺乏就可造成生长发育受损。此外，由于婴儿肾脏的排泄和浓缩能力较弱，食物中的矿物质过多或过少都不适于其肾脏及肠道对渗透压的耐受能力，会导致腹泻或肾脏负荷过高。母乳的渗透压比牛奶低，更符合婴儿的生理需要。

5. 独特的抗体成分

抗体是母乳中特有的成分。在婴儿的免疫系统尚未发育完全时，母乳可以帮助婴儿抵御疾病以及抗过敏。

五、母乳喂养的益处

1. 母乳喂养对婴儿的益处

（1）提高免疫力，减少感染性疾病。

母乳喂养可减少或消除食物暴露在外及接触容器的机会，更重要的是，母乳中含有分泌型抗体及其他具有抗微生物、促进免疫系统成熟及保护新生儿消化系统的活性因子，从而抵抗感染性疾病，特别是呼吸道及消化道的感染。研究证实，在婴儿出生后的前 6 个月，给予全母乳喂养可明显降低婴儿的发病率及死亡率，特别是能很好地防止婴儿腹泻。

（2）可减少成年慢性病。

我们一般在形容很用劲儿时，经常讲的一句话就是“使出吃奶的劲儿”，这说明婴儿在吃母乳时很用劲儿。吃奶时，除了会消耗婴儿很多的能量、减少婴儿肥胖的几率外，还能增强婴儿的心肺功能，是婴儿最原始的运动方式。

（3）增进母子感情，促进智力发育。

产妇在哺乳过程中，通过对婴儿皮肤的接触、爱抚、目光交流、微笑和语言交流，潜移默化地进行母子（女）之间的情感交流，有助于婴儿的情绪稳定，也有益于婴儿的智力发育。

（4）不易引起过敏。

现在过敏性体质的婴儿越来越多，除了遗传、环境的影响外，与母乳喂养率低也有很大关系。因为配方奶粉虽然是模仿母乳配比，但还是有一定的差异。当人体接触到外来物质时，体内的防御细胞会进行监测。假使防御细胞认定外来物质有可能威胁到人体安全时，就会产生抗体，当抗体和抗原进行对抗时，就非常容易以过敏的形式表现出来。

（5）经济又方便。

从经济角度看，母乳喂养不用花费每月高额的配方奶粉费用；从体力和时间角度看，任何时间产妇都能提供温度适宜的乳汁给婴儿，不需要消毒，不需要加热，不用怕太热、太凉，方便安全。

2. 母乳喂养对母体的益处

因为各种育儿知识的普及，大部分家庭已知道母乳喂养对婴儿的重要性。但是一些女性没有认识到母乳喂养对母体的益处，甚至会想：“宁可牺牲自己，也要婴儿健康。”实际上，在母乳喂养中，产妇是最大的受益者，其次才是婴儿。

（1）有助于产后恢复体形。

现在有很多人误认为母乳喂养会影响体形，一部分注重体形的现代女性甚至放弃了母乳喂养。实际上，哺乳不仅不会影响产妇的健美和体形，反而有益于消耗过多的脂肪。因为在怀孕期间孕妇的体重不断增长，为生产及喂养婴儿储存了大量的能量。产后如果进行正常的母乳喂养，储存的能量就会消耗完，同时在哺乳时释放的激素可以促进子宫很快地恢复到正常大小。

（2）有助于保持乳房美观。

长久以来，很多女性错误地认为“母乳喂养会使乳房下垂”。事实上，在哺乳过程中，婴儿吸吮乳头的动作会不断刺激产妇乳房内分泌乳汁的乳腺组织，乳腺组织接受外界刺激越多就越发达，这与肌肉运动越多便越结实的道理是一样的。因此，坚持母乳喂养的产妇在哺乳期后，乳房会变得更大、更坚挺，并非变得松弛、下垂。即使个别产妇在孩子断奶后出现上述情况，只要每天坚持做简单的扩胸运动，锻炼胸部肌肉，就可以保持乳房健美，如果能做一些专门的产后恢复操效果会更好。

（3）减少乳腺癌的发生。

婴儿对乳房的反复吮吸可以使乳腺管畅通，降低乳腺癌和卵巢癌的发病率，甚至会消除原来的乳腺增生。同时，缩宫素的分泌和婴儿的吮吸会刺激母体分泌催产素，从而引起子宫收缩，减少出血，使恶露尽早结束，对产妇的身体恢复有很大的益处。

（4）推迟更年期的到来。

女性一生的雌激素是有限的，如果在哺乳期采用纯母乳喂养，可以抑制雌激素分泌，产生哺乳闭经期，从而达到节约雌激素的目的，能够推迟更年期的到来，让女性更长久地保持青春和靓丽。

六、母乳喂养的误区

每年 8 月的第 1 周为世界母乳喂养周。母乳喂养是婴儿要求食物、关爱与健康权利的保障。科学研究表明，母乳营养丰富，并可预防疾病，是婴幼儿的最佳食品；母乳哺育有助于增强婴幼儿的疼痛耐受性，增进母亲的骨骼健康。由此可见母乳喂养的重要性。但在现实生活中仍有不少母乳喂养的误区，催乳师应帮助产妇纠正关于母乳喂养的七大误区。

（1）婴儿出生时产妇没有奶或奶汁很少，所以婴儿出生后 12 小时甚至几天后才开始吃母乳。

专家认为，婴儿降生后半个小时内就应吸吮产妇乳头，即使这时产妇没有奶也应进行充分吸吮。其目的是尽早建立催乳反射和排乳反射，促使乳汁来得早、来得多，同时也可以强化新生儿与生俱来的吸吮天性。若开奶迟，即使仅延迟几个小时，也会增加母乳喂养失败的几率。早开奶还有利于产妇的子宫收缩，减少阴道流血，使母体更快康复。

（2）严格按照教科书上“每隔 3 小时给婴儿喂奶一次”的方法定时喂

哺婴儿。

多数临床专家主张采用非限制性喂奶法，或称按需哺乳法。即每当婴儿啼哭或产妇觉得应该喂哺的时候，就可以抱起婴儿喂奶。婴儿刚开始时可能吃奶次数很多，时间也无规律，但一般经过一段时间后渐渐会形成一定的规律。

有规律的生活习性对于婴儿来说是十分有利的。大多数消化系统功能及其他各方面功能均正常的婴儿，每饱餐一次母乳，一般能维持 3 ~ 4 小时后才有饥饿感。这样慢慢地自然形成了一定的规律。但婴儿个体的差异性很大，有些较虚弱或体重较轻的婴儿在每次饱餐后可能可以维持 4 ~ 5 小时不饿，而生前发育良好，生后体重较重的婴儿对母乳的需求量可能要大些，有时在餐后2 ~ 3小时内就又想吃奶。因此，最新观点认为，不必给新生儿人为地制定喂奶的间隔时间，只要婴儿有饥饿感，需要吃奶，就可以喂。这样将更利于婴儿的生长发育。尤其是在婴儿出生 15 天内，更应遵循按需哺乳的原则。催乳师应指导产妇，按产妇和婴儿的需要，将双方的需求衔接好。

（3）新生儿开奶前先喂糖水，以预防新生儿缺水和低血糖。

正常新生儿在出生时，体内已贮存了足够的水分，可以维持至产妇来奶。如果在产妇来奶之前给新生儿喂糖水，则会影响母乳喂养的效果。此外，糖水比母乳甜，若婴儿喝惯了糖水，将会降低对母乳的渴求，影响新生儿的吸吮力。

（4）两次喂奶之间加喂水。

母乳内含有正常婴儿所需的水分。如果婴儿看上去口渴，就应让其吸吮母乳，这不仅能使婴儿得到所需的水和营养物质，而且会刺激母乳分泌。因此，在婴儿 4 个月之前，纯母乳喂养的婴儿不需要额外喂水，除非出汗过多或服用药物时才需喂水。

（5）哺乳后身体发胖，乳房下垂，影响体形美。

妇女生育以后，不管是否采取母乳喂养，乳房都会有所改变。母乳喂养不但不会影响产妇的体形，还能促进产后身体的复原，有利于减轻体重。产妇如果选戴合适的乳罩，断奶后乳房也会基本恢复到原来的形状。

（6）过早进行人工喂养。

产妇只要正确喂哺，在婴儿 4 ~ 6 个月内基本可以满足婴儿的全部营养需要。如果过早给婴儿添加牛奶或谷类食品，减少婴儿吸吮母乳次数，就会使母乳分泌减少，而且吃过多的牛奶或谷类食品还会加重婴儿胃肠负担，造成消化不良、腹泻或超重，影响婴儿健康。

（7）延长母乳喂养期可为婴儿提供丰富的营养，预防因断奶、食品污染和配方不合理引起的营养不良及腹泻等疾病。

一般来说，哺乳时间以 11～12 个月为宜。哺乳期过长会导致婴儿营养不良，也使婴儿失去探索新事物的机会。实验表明，哺乳时间超过 12 个月的婴儿不愿再多吃别的食物。

七、母乳喂养及产妇心理辅导常识

1．母乳喂养知识

催乳师应对产妇普及母乳喂养的知识，帮助产妇正确进行母乳喂养。

（1）母乳是婴儿最佳食品和饮料。母乳完全能满足出生 4～6 个月婴儿生长发育所需的全部营养，不必再添加牛奶、果汁和水。

（2）母乳能增强婴儿抗病能力。母乳中含有多种免疫物质，能增强婴儿的抵抗疾病能力。

（3）母乳中各种营养成分结构比例最为合理，有助于婴儿的生长发育，同时婴儿的吸吮运动能促进其下颌骨与牙齿的发育。

（4）母乳有益于婴儿大脑发育。母乳中含有婴儿大脑发育所必需的氨基酸。此外，哺乳过程中，母亲的声音、心音、气味和肌肤的接触都能刺激婴儿的大脑，促进婴儿早期智力开发。

（5）母乳喂养有益于产妇的健康。哺乳不仅能促进子宫收缩，减少阴道出血，还可降低患病率。

（6）母乳是廉价方便的天然食品。母乳储存在人体内不变质且温度适宜，随需随排，是婴儿最经济实惠的食品。

（7）人工喂养存在的缺点：除了不具备以上所述母乳喂养的优越性外，人工喂养的婴儿的口腔运动截然不同于母乳喂养。婴儿会出现乳头错觉，有拒奶、烦躁等现象，造成母乳喂养的困难。

（8）乳房大小与乳量无关。乳房大小取决于乳房内脂肪多少，而乳量多少与乳腺发育相关。

（9）吸吮刺激乳汁分泌。基于母、婴双方具有的神经生理反射功能，婴儿不定时、频繁地吸吮乳头是刺激乳汁分泌的动力，吸吮次数、强度、持续时间与乳量分泌多少密切相关。

2. 产妇心理辅导知识

在分娩后的头几天，有些产妇因分娩时过度疲劳，体力未完全恢复，下奶少或晚，致使新生儿体重下降，于是往往会出现烦躁、紧张、焦虑的情绪，怀疑自己有无产生足够奶水的能力，是否能够承担哺育婴儿的任务。催乳师应多给她们鼓励和支持，并尽早让产妇了解早期母乳喂养的常见问题，消除其紧张心理，使母乳喂养有一个良好的开端。

（1）来奶需几天时间，产妇一定要耐心等待。分娩后头几天所谓“空乳房”并不意味着乳房内一点奶水也没有。这时仍要坚持让新生儿吸吮乳头，以保证充分吸进初乳，同时促进乳汁的分泌。

（2）新生儿是伴着水、葡萄糖和脂肪储存而诞生的。有些产妇担心自己的奶水量不够，新生儿会吃不饱。其实新生儿在最初的 3 ~ 4 天里只需要很少的营养，在出生之前部分营养已经储备充足了，因此新生儿对低血糖的耐受能力是很强的，出生头几天少量初乳完全能满足新生儿需求。

（3）早期频繁吸吮有助于尽早下奶，促进产妇子宫收缩，减少出血。初乳中含有导泻因子，让婴儿吸吮到营养和免疫价值极高的初乳，能促进胎粪排出，降低新生儿黄疸的发生率。

（4）出生头几天婴儿体重下降属正常生理现象，只要坚持频繁吸吮母乳，婴儿体重会很快恢复。恢复所需时间存在很大差异：足月儿平均 10 天体重下降不应超过出生时体重的 10%；早产儿则 14 ~ 21 天体重下降不超过 15%。

（5）产妇紧张、焦虑等不良情绪会阻碍排乳反射，推迟来奶。因此，产妇应保持愉快的心情拥抱和抚摸婴儿，通过目光和肌肤接触，增进母婴情感交流，促进下奶和婴儿情绪安定。

（6）婴儿生活往往缺乏规律性，产妇应尽量与自己的婴儿同步休息，这样有助于消除疲劳和促进下奶。

八、保证母乳喂养成功的策略

（1）早接触、早吸吮。

出生后半小时内让新生儿在未穿衣前即与产妇进行皮肤接触，吸吮两侧乳头。通过吸吮刺激敏感的感觉神经末梢，将信息传递到脑垂体，其前叶可促进产生催乳素，建立泌乳反射；后叶可促进产生催产素，建立喷乳反射。分娩前由于受黄体酮和雌激素的影响，催乳作用受到抑制，分娩后上述激素影响明显减少，需尽早刺激乳腺分泌乳汁。如果分娩一周后再吸乳，而催乳激素的分泌已减少，则可能导致母乳不足。

（2）提倡母婴同室，按需哺乳，为母乳喂养创造便利的条件。

（3）不用奶瓶、奶嘴喂糖水和牛奶。因为橡皮奶嘴孔大易吸，与吸产妇乳头方式不同，不利于婴儿咀嚼功能的发育。同时，长期服用糖水和牛奶会减少婴儿吸吮母乳的要求，不利于母乳分泌和泌乳反射的建立。

（4）母乳喂养是一种易变行为，容易受周围环境的影响，需要有正确的指导和不断的鼓励。产前的培养与产后的不断强化都非常重要。

母乳喂养是一种付出与传递母爱的过程。只有无私的母爱，才能促进母乳喂养这一伟大工程获得成功。

第二节　母乳喂养技巧

一、正确的哺乳姿势

催乳师应指导产妇掌握正确的哺乳姿势和技巧，这是成功喂哺母乳的关键。产妇感觉舒适，乳汁流淌才会顺利。

喂哺时产妇躺着、坐着都可以，催乳师应指导产妇采取舒适的体位来进行哺乳。床、椅子、沙发都可以是产妇轻松哺乳的地点。但无论选择哪种姿势和地点，催乳师都应指导产妇掌握哺乳原则，即产妇与婴儿胸贴胸、腹贴腹，婴儿下腭贴着产妇乳房。

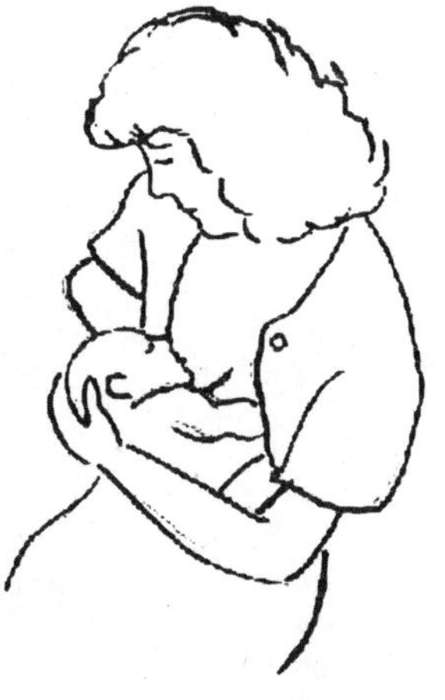

图 4－1

正确的哺乳姿势主要包括以下四种：

1. 托头交叉环抱式

用手臂托住婴儿，使他（她）的脖子靠在肘弯处，产妇的前臂托住婴儿的背部及臀部。把婴儿的小身体整个侧过来，面对着产妇，肚子贴肚子。要点是让婴儿的头、脖子和身体成一条直线，这样吮吸、吞咽就会比较顺当（图4－1）。

2. 橄榄球式（托头腋下挽抱式）

把婴儿轻轻夹在腋下，放在膝盖和枕头上，让他（她）和产妇的乳房一样高，用膝盖和枕头支撑婴儿的重量，而不是产妇的手臂。要点是将婴儿往上、往产妇乳房的位置抱，让婴儿整个身体靠着产妇，而不是产妇的身体往前倾（图4－2）。

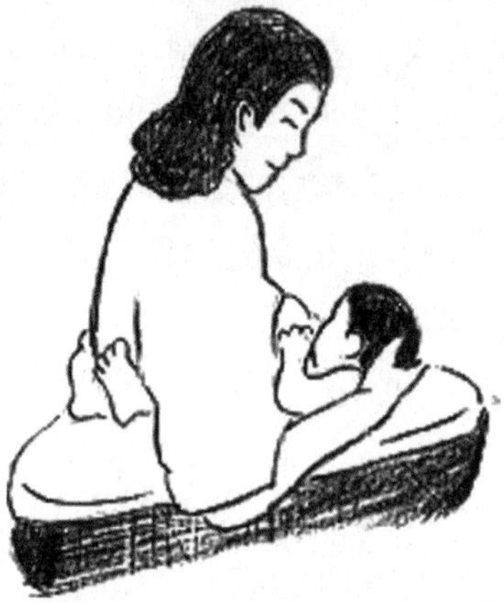

图4－2

3. 扶腰臀抱篮式

坐在有靠背的椅子上，脚下放个小凳子，抬高膝盖，准备3个枕头，后背垫1个，膝盖上放1个，抱婴儿的手臂下再垫1个，这样，产妇抱婴儿哺乳就不会腰酸背痛、手酸脚麻。要点是避免“剪刀式”夹托乳房（除非在奶流过急、婴儿呛溢时），那样会反向推乳腺组织，阻碍婴儿将大部分乳晕含入口内，不利于充分挤出乳窦内的乳汁（图4－3）。

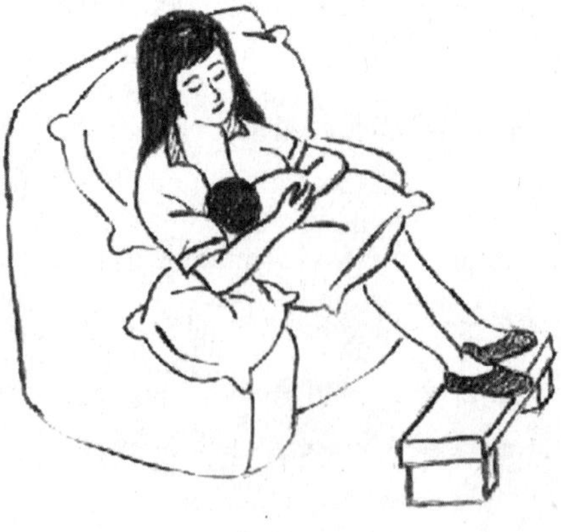

图4－3

4. 扶腰臀侧卧式

产妇侧卧着，让婴儿面对产妇乳房侧卧，产妇将一只手放在婴儿身上，另一只手自然放置（图4－4）。

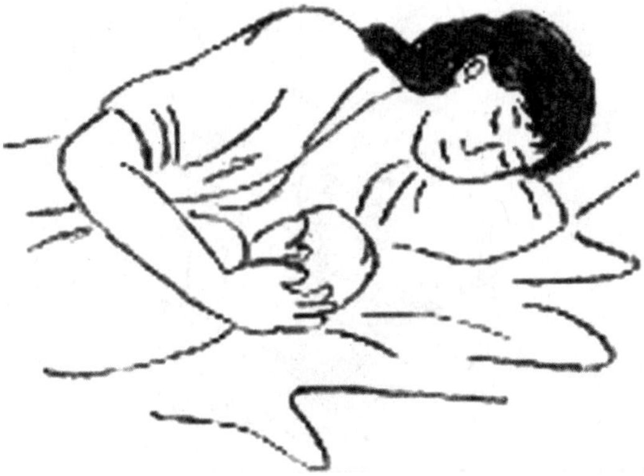

图4－4

正确的哺乳姿势可以减轻产妇的疲劳，利于乳汁排出，防止乳头的疼痛或损伤。关于哺乳姿势的问题，产妇产后在医院的几天里，护士也会告知。但作为催乳师应该熟练掌握正确的哺乳姿势，以便在产妇做得不对或忘记怎么做时，予以纠正和指导。

产后头几周的哺乳，产妇可使用两种姿势：托头交叉环抱式和橄榄球式（托头腋下挽抱式）。一旦产妇感觉哺乳很舒适了，还可以采用扶腰臀抱篮式或者扶腰臀侧卧式的哺乳姿势。产妇要正确选择自己的喂养姿势，并不断尝试和练习，以保证自己和婴儿在哺乳时都比较舒适。

错误的哺乳姿势容易让产妇、婴儿感觉疲劳，催乳师应指导产妇避免错误的哺乳姿势。

（1）产妇坐着，一只手托着婴儿的臀部，另一只手捏住乳房。这种姿势会导致婴儿的头部不稳，产妇和婴儿都比较累（图4－5）。

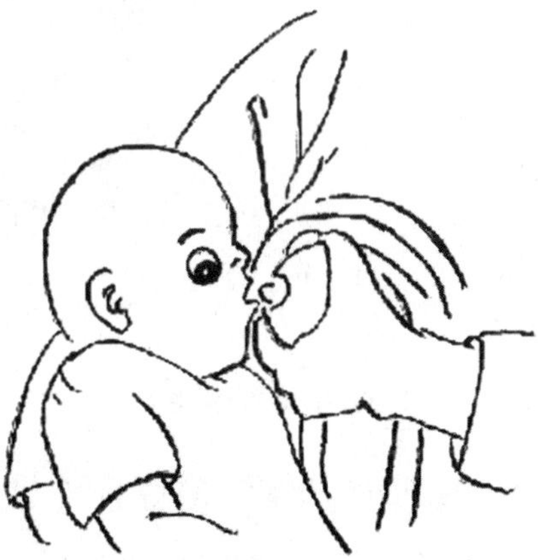

图4－5

（2）产妇坐着，一只手托着婴儿头部，另一只手自然垂放，婴儿只吸住产妇的乳头，乳晕全在外面。这种姿势会使婴儿在吮吸时不能充分挤压乳晕下的乳窦（乳窦是贮存乳汁的地方），也不能充分刺激乳头上的感觉神经末梢产生泌乳反射和喷乳反射，因此，婴儿很难吸到足够的乳汁，也很容易导致产妇乳头皲裂（图4－6）。

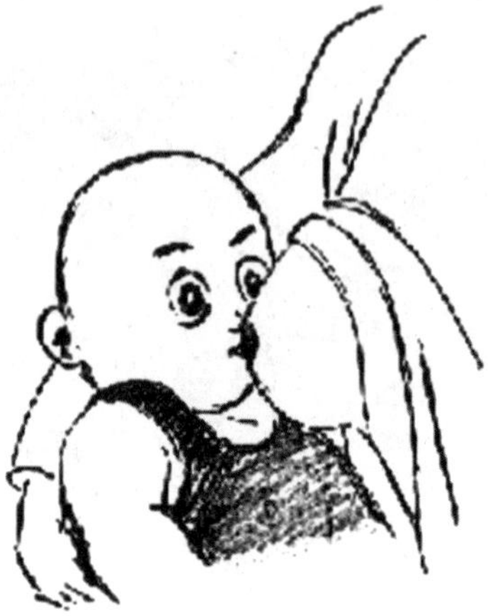

图4－6

（3）产妇站着，一只手托着婴儿的头部，另一只手平托起乳房。这种姿势会让乳房盖住婴儿的鼻孔，婴儿很容易窒息，产妇抱着也很累（图4－7）。

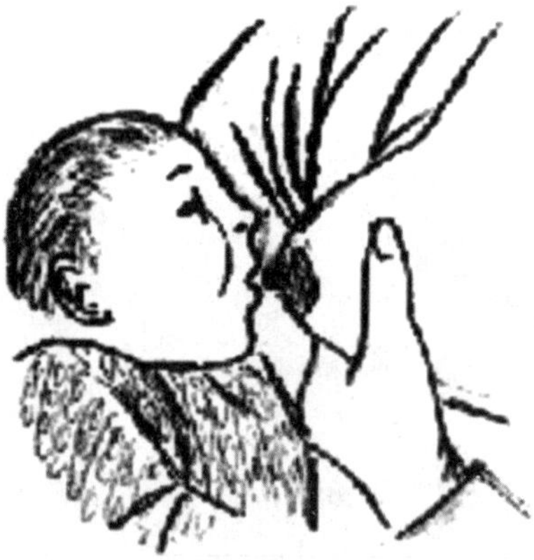

图4－7

二、母乳喂养技巧

1. 正确的嘴乳衔接方法

要保证母乳喂养顺利成功，催乳师还应指导产妇学习掌握正确的母乳喂养技巧——正确的嘴乳衔接方法。

正确的嘴乳衔接应该是婴儿的小嘴完全含住产妇乳房的乳头和乳晕。一旦母婴都处在感觉非常舒适的体位，产妇就可以用乳头轻轻抚弄婴儿嘴唇，等婴儿嘴巴大大地张开为止。如果婴儿不肯张大嘴，那么可以挤点母乳涂放到婴儿唇部，鼓励婴儿张开嘴。如果婴儿把头移开了，可以用手轻轻地将婴儿头部靠近乳房。不要挤压婴儿双颊使其张嘴，这样会使婴儿产生吸吮方向错觉，甚至引起黏膜损伤。

一旦婴儿张大嘴巴，就把婴儿轻轻向乳房靠近。产妇不要让自己的乳房去接近婴儿的嘴，也不要将婴儿的头部推向乳房，更不要将自己的乳头强行塞到婴儿还没有张开的嘴里。正确的做法就是让婴儿自己主动张开嘴迎向乳头，并正确衔接乳头。

产妇可以通过检查婴儿下巴和鼻子尖是否接触乳房来确定嘴乳衔接姿势是否正确。

（1）婴儿正确衔接乳头的表现应该是嘴唇向外凸出（就像鱼嘴一样），而不是向口腔内回缩。

（2）检查婴儿有没有吸吮自己的下唇（婴儿喜欢吸吮任何地方）或者舌头（如果产妇的乳头没有按要求放在舌头上面，而是放在舌头下面）。产妇牵拉婴儿下唇就能检查出婴儿是否在吸吮下唇和舌头。如果婴儿吸吮舌头，产妇要用手指终止吸吮，并移开乳头，明确婴儿没有吸吮舌头（即舌头放下）后才能再开始哺乳。如果婴儿正在吸吮下唇，就轻轻地把下唇拨开即可。

（3）细心观察婴儿是否有持续强有力的吸奶和吞咽，也即出现呼吸的节律性运动。一旦婴儿颊部、下巴、耳部出现节律性的协调动作，随后能体验到乳汁从乳头流出的感觉以及听到婴儿吞咽声（或者间断呛咳声），有节奏地连贯出现这些现象就说明婴儿正在吸奶。

如果产妇授乳时觉得乳头疼痛，很可能是婴儿正在咀嚼乳头，而不是用上、下牙槽突上的龈缘组织完全包住乳头和乳晕。这时就要将婴儿的嘴从乳头移开，再重新让婴儿衔接乳头。如果听到的是与唇部动作一致的吸吮声，说明婴儿衔接乳头的姿势不正确。

只有婴儿含住乳晕才能减轻产妇的乳头疼痛，增加产后缺乳型产妇的泌乳反射。产妇可采用以下几种方法引导婴儿更好地含住乳晕：

（1）用手指或乳头轻触婴儿的嘴唇，他（她）会本能地张大嘴巴，寻找乳头。

（2）用拇指顶住乳晕上方，食指和中指分开夹住乳房，用其他手指以及手掌在乳晕下方托握住乳房。

（3）婴儿张大嘴巴时，直接把乳头轻轻送进婴儿的嘴里，一旦确认婴儿含住了乳晕，就赶快用手臂抱紧婴儿，使他（她）紧紧贴着产妇。

如果婴儿吃饱后仍不肯松开乳头，唐突拉开会导致乳头损伤。这时可用手指非常小心地插入婴儿的口角让少量空气进入，并迅速敏捷地将手指放入上、下牙槽突上的龈缘组织之间，直到婴儿松开为止。

2. 哺乳注意事项

催乳师在指导产妇哺乳时，应告知产妇以下注意事项：

（1）哺乳时，婴儿的头与身体应在一条直线上，颈部不要扭曲。

（2）婴儿的脸应面对着乳头。

（3）产妇应抱着婴儿，让婴儿身体紧贴着自己，下颌贴着乳房。

（4）若婴儿刚出生不久，哺乳时产妇不要只托着婴儿的头、肩膀，还应托着婴儿的臀部。

（5）要让婴儿吸吮完一侧乳房的乳汁后，再吸吮另一侧。若婴儿吸完一侧就不吸了，则下次喂奶时就从未吸的一侧先吸吮。

（6）确认婴儿已经吃饱，但乳房还有余奶时，可将余奶吸出，这样会使下一次奶量更多。

（7）长期躺着哺乳会影响婴儿下颌发育，日后易产生畸形。

（8）母乳喂养时应避免用奶瓶来补喂其他食物。奶瓶上的奶嘴开口大，婴儿不费力就能吸到，而之后再吸吮乳头时，当吸不到那么多母乳时，婴儿就会烦躁，不愿吸吮，从而减少对乳头的刺激，影响乳汁分泌，以致母乳喂养失败。

3. 哺乳心理护理技巧

对于母乳喂养信心不足的产妇，催乳师要做好心理护理。

（1）应该帮助产妇建立信心，多与产妇交谈，鼓励其说出对母乳喂养的看法，并给予正确的引导。

（2）适当给予产妇表扬，以增强其信心，并提供促进乳汁分泌的相关知识，阐明婴儿吸吮对泌乳量的重要性。

（3）叮嘱产妇保持乐观情绪，减轻压力和不良情绪，与亲属多交流。

良好的情绪状态也有利于乳汁的分泌。

4. 确保乳汁充足的方法

乳汁的分泌受诸多因素的影响，为了确保乳汁充足，应做到以下几点：

（1）增加婴儿对乳房吸吮的次数，并采取正确的吸吮姿势。一般根据婴儿的饥饱状况来灵活掌握，每次应两侧乳房同时交替吸吮。如乳汁较多，一次吃不完，则应将未吃完的乳汁挤掉，因为每次吸出的乳汁愈多，下次分泌的乳汁也就愈多。

（2）产妇应当吃容易消化的、营养丰富的食物，多喝鸡汤、肉汤或骨头汤等。

（3）产妇必须保证充足的睡眠和休息，做到生活有规律，心情舒畅，并应保证环境幽雅，空气清新，为母乳喂养提供良好的条件。

三、特殊乳头与乳房的哺乳技巧

对于一些乳头与乳房比较特殊的产妇，催乳师应积极指导，使她们掌握正确哺乳的技巧。

1. 扁平乳头

扁平乳头是指直径虽然在标准范围内，但长度却不够突出的乳头，约在0.5厘米以下。

对于扁平乳头，哺乳技巧是让婴儿多吮吸。对婴儿而言，扁平乳头不容易吸到口腔深处，不过只要多让婴儿吸吮，转变成正常乳头的几率很大，婴儿也就能吸得轻松又顺利。

此外也可以使用乳头保护器辅助哺乳。先把保护罩小心地以不碰触乳头的方式贴在乳房上，然后用手指摁住保护罩边缘。产妇把身体微微往前倾斜，再滴入乳汁放进保护罩乳头部，以这样的方式婴儿可以喝进乳汁。只要婴儿一吸，保护罩就会和乳房密合起来。如果乳汁不充足，可能会无法正常使用保护罩，因此使用前应保证乳房已充满乳汁，同时要注意不可以用手指挡住保护罩的通气孔。

2. 小乳头

小乳头是指直径与长度都在0.5厘米以下的乳头。哺乳技巧是让婴儿含住乳晕并多吸吮。

和扁平乳头一样，婴儿不容易含住乳头，但只要让婴儿连乳晕一起含住，还是可以吸得到母乳，而且只要持续哺喂母乳，乳头形状将会变得更加容易吸吮。此外还可以使用乳头保护器辅助哺乳。

3. 巨大乳头

巨大乳头是指直径在2.5厘米以上的乳头。哺乳技巧为让婴儿多吸吮。

婴儿刚开始吸巨大乳头时会感到困惑，不知道该如何吸吮，产妇可用手指轻轻揉捻乳头，使之变得细长再开始哺乳。经过一番努力之后，婴儿就会习惯产妇的巨大乳头。

4. 凹陷乳头

凹陷乳头是指在乳晕中无法突出于外部的乳头。哺乳技巧为及早护理，使乳头突出。

凹陷乳头要及早做好护理工作，以手指头刺激或用乳头吸引器牵引等方式都可以使乳头突出。凹陷乳头虽然在临床上属于有较多哺乳问题的类型，但是只要懂得正确地将乳头牵引出来，一样能轻松顺利地哺喂母乳。

下面介绍能够轻松牵引凹陷乳头的两种方法。

（1）霍夫曼运动：产妇在怀孕第6个月以后即可开始进行此项乳房护理运动，只要用中指、食指轻压乳晕两侧，将乳头牵引出即可。

（2）乳头吸引器：目前市面上有乳头吸引器销售，轻松一吸即可让乳头突出，相当方便实用（图4－8）。

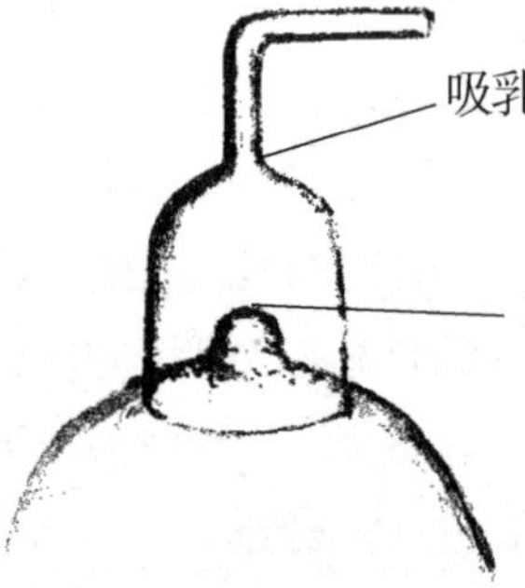

图4－8

5. 悬垂乳

悬垂乳是指整个乳房下垂，乳头却在上部的乳房。悬垂乳可造成输乳管弯曲，使部分乳汁积聚于乳房下方，既不利婴儿吸吮，也易淤积成块，时间稍长便可诱发乳腺炎。正确的哺乳方法是用手将乳房托起，使输乳管与乳头保持平行位，以便婴儿把乳房内乳汁吸空。

6. 平坦乳

平坦乳以胸部平坦及身体消瘦女性多见，主要表现为乳房不够丰满突出，婴儿吸吮困难。在哺乳前宜做热敷，按摩乳房，并适当牵拉乳头使其突出，同时上身前倾以利于婴儿吮奶。

四、促进母乳喂养成功的护理技巧

母乳是婴儿最理想的天然食品和饮料，含有婴儿出生后4～6个月内所需要的全部营养物质，还含有许多免疫物质。不仅有利于婴儿健康成长，还有利于产妇的产后康复，减少疾病。催乳师应积极采取相应护理措施，有效提高母乳喂养率。

（1）早接触，早吸吮。婴儿出生后30分钟之内，裸体与产妇皮肤接触，同时吸吮产妇的乳头，吸吮与皮肤接触不少于30分钟，可以促进产妇早下奶。

（2）泌乳是依靠婴儿吸吮刺激，使垂体催乳素抑制因子分泌减少，导致泌乳反应增加而维持的。婴儿应多吸吮、勤吸吮以刺激乳头，不仅能促使乳汁有效分泌，还可引起子宫收缩，减少产后出血。

（3）实行24小时母婴同室，按需哺乳（不规定时间、次数，婴儿什么时候想吃就什么时候喂）。即便有医疗需要（打针、洗澡等），也不要离开1小时以上。要保证产妇随时可看到自己孩子，要通过密切接触增进母子感情。而按需哺乳能够促进婴儿智力开发，有效实施纯母乳喂养是保证产妇正常泌乳的关键，是促进母乳喂养成功的根本。

（4）哺乳前，产妇要先给婴儿换好尿布，再洗净双手，用温水洗净乳头，挤出一些乳汁。哺乳时产妇要采取正确、舒适的体位，并保持心情舒畅愉快，这样可使全身肌肉松弛，有益于乳汁排出。母婴要紧密相贴，婴儿头与双肩朝向乳房，嘴处于与乳头平行的位置，防止婴儿鼻部受压，产妇的手应将拇指和四指分别放在乳房上下方，呈C字形托起整个乳房喂哺，在婴儿嘴巴张大的一瞬间，将乳头及大部分乳晕放入婴儿口内，使婴儿有节奏地吸吮，并注意要双侧乳房交替哺乳。让婴儿正确含接乳头，可减轻乳头疼痛，避免乳头皲裂。

（5）挤出乳汁前要洗净双手，湿热敷双侧乳房，轻轻按摩、抖动乳房。

拇指和食指分别放在乳晕上下方，用大拇指和食指的内侧向胸壁处挤压乳头后方，以压迫乳窦，注意要有节奏地挤压与放松，并在乳晕处反复转动手指位置，以便挤空乳汁，避免奶胀，减少乳腺炎的发生。

（6）除有医学指征的婴儿不宜母乳喂养，一般婴儿都不给母乳以外的任何食物，不用奶瓶、橡皮奶嘴做安慰物，以免婴儿产生错觉，从而拒绝母乳喂哺。

（7）为产妇提供舒适、安静的休养环境，消除其紧张、焦虑情绪，保证睡眠充足，营养足够，提高母乳喂养成功率。

（8）做好母乳喂养的知识宣教，鼓励产妇树立母乳喂养的信心。了解婴儿吃奶与大小便情况，防止婴儿进奶不足而造成缺水，引起低血糖。了解产妇饮食、睡眠与心情状况，以及产后身体恢复情况，以免影响哺乳。防止哺乳姿势不当而造成产妇疲劳、焦虑，以致哺乳失败，甚至引起婴儿窒息。催乳师要做到不厌其烦地指导产妇，强化产妇母乳喂养意识，及时纠正错误手法及姿势，使其能坚持纯母乳喂养 4 ~6 个月。

（9）有的产妇错误地认为初乳没有营养，催乳师应该告诉产妇初乳是人生的第一次免疫，含有更多的抗体，具有抗病能力，应早开奶。

（10）及时了解婴儿吃奶和大小便情况，以判断母乳是否充足：

①哺乳时能听到婴儿的咽奶声。

②采用纯母乳喂养，婴儿一天至少排尿 6 次以上；大便2 ~4次。

③哺乳前乳房饱满、发胀，哺乳后较柔软，有下乳的感觉。

④两次哺乳之间婴儿很满足、安静、快乐，并能入睡 1 ~3 小时。

⑤婴儿体重增长以每日 15 ~30g，或一周可增长 125 ~210g 为标准。

以上护理措施能有效地提高母乳喂养的成功率。在护理过程中，催乳师应具有爱心、责任心，具备丰富的理论与临床实践知识，熟练掌握正确喂哺技巧，不厌其烦、认真地指导每一位产妇，遇到问题要及时解决，为每一位产妇提供优质的服务和切实可行的帮助，保证母乳喂养的有效实施，促进母乳喂养成功。

第三节　促进产后乳汁分泌的饮食调理

一、产后饮食注意事项

产褥期产妇的乳汁分泌与其身体状况息息相关。而乳汁的质量更是与产妇的营养或饮食情况有关。健康优质的乳汁，不仅可以给婴儿提供食物来源，更重要的是能让婴儿摄取充足的、发育所需要的各种物质，保证婴儿的正常发育与健康成长。为了有充足和优质的乳汁，产妇尤其应该注意自身的饮食调理：

（1）多吃富含蛋白质的食品，如鸡、鱼、瘦肉、动物肝、牛奶、豆类等。蛋白质摄入量不足会影响乳汁分泌量，但也不可过量摄取，尤其是哺乳初期，否则会加重肝、肾负担，还易造成肥胖，反而对身体不利。一般每天摄入 90 ~ 95g 蛋白质就可以了。

（2）多吃含钙丰富的食物。哺乳期产妇对钙的需求量很大，需要特别注意补充。多晒太阳也能促进钙质的吸收。

（3）食物种类应该多样化。产妇不要偏食，粗粮和细粮都要吃，不能只吃精米精面，还要搭配杂粮，如小米、燕麦、玉米粉、糙米、标准粉、赤小豆、绿豆等。这样既可保证各种营养的均衡摄取，还可使蛋白质起到互补的作用，提高食物的营养价值，对产妇恢复身体很有益处。

（4）多吃含铁丰富的食物。无论是剖宫产还是顺产，产妇都会有失血状况，因而补充铁是非常必要的，否则容易贫血。在饮食中多注意吃一些含血红素铁的食物，如动物血或肝、瘦肉、鱼类、油菜、菠菜、豆类等，就可防止产后贫血，同时提高母乳的质量。

（5）合理摄取必需脂肪。脂肪中所含的脂肪酸对婴儿的大脑发育很有益，特别是不饱和脂肪酸对婴儿中枢神经的发育特别重要。产妇饮食中的脂肪含量及脂肪酸组成会影响乳汁中的这些营养的含量。但注意不能过度摄取，脂肪所提供的热能应该低于总热能的 1/3。

（6）多吃蔬菜、水果和海藻类。新鲜蔬菜和水果中富含丰富维生素、矿物质、果胶及纤维素，海藻类可提供适量的碘。这些食物既可增加食欲、防止便秘、促进乳汁分泌，还可为产妇提供必需的营养物质。

（7）禁食酸辣食物，少吃甜食。酸辣食物会刺激产妇虚弱的胃肠，引起不适。甜食最好只喝红糖水，过多食用甜食不仅影响食欲，还易使热能过剩并转化为脂肪，引起产后肥胖。

（8）多进食各种汤饮。汤类味道鲜美，易消化吸收，还可促进乳汁分泌，如红糖水、鲫鱼汤、猪蹄汤、排骨汤、鸡汤、鱼汤、肉汤等。需注意的是一定要汤和肉一同进食。

（9）不吃盐渍食物，不饮含酒精等刺激性饮料。盐渍食物会影响产妇体内的水盐代谢，咖啡等刺激性饮料及含某些香辛料的食品可通过乳汁进入婴儿体内，影响其健康发育，要特别加以注意。

（10）少吃多餐，不要暴饮暴食。饮食要有规律，不要饱一顿饿一顿，否则容易引起产妇的各种不适，尤其是影响乳汁的分泌与质量。

总而言之，产妇的身体状况决定了其乳汁的质量和数量，并且乳汁在很大程度上也受产妇心情状况的影响。产妇经过生产过程的消耗，必须加强各种营养的摄入量，但要注意合理适量摄入，尤其是哺乳初期，产妇分泌乳汁的功能还没充分发挥出来的时候，如果过量摄入营养物质和胶原蛋白，会使乳汁在乳管内变得浓稠，难以流动，不但不容易及时排空，阻碍新生的乳汁，而且停滞的乳汁很容易感染细菌，造成急性乳腺炎，喂哺婴儿的重要任务就更难以完成了。

二、产妇饮食调养十忌

产褥期产妇的饮食与乳汁分泌密切相关，催乳师应掌握产妇产褥期饮食十大禁忌。

1. 忌滋补过量

滋补过量可引起产妇肥胖，还会使乳汁中脂肪含量增多，造成婴儿肥胖。如果婴儿胃肠消化能力较差，不能充分吸收，则会出现脂肪泻，而长期慢性腹泻会造成婴儿营养不良。

2. 忌节食过早

节食过早不利于产妇身体恢复，不能为婴儿提供优质而充足的母乳。产后最重要的是营养全面而合理，注意平衡膳食，不必节食，产妇体重就会恢复。

3. 忌过多食用鸡蛋

过多食用鸡蛋会加重肾脏负担，不利于妊娠所致的血液中高胆固醇的排泄，且会使胆固醇含量持续升高。产妇每天最多食用 4 个鸡蛋。

4. 忌长时间饮用红糖水

长时间饮用红糖水会使恶露的血量增多，造成产妇继续失血甚至贫血。饮用红糖水的最佳时间是产后 7 ~ 10 天。

5. 忌喝高脂肪汤

脂肪汤过浓、过多会使产妇身体发胖，也会通过哺乳引起婴儿脂肪泻，影响婴儿健康。

6. 忌食辛辣食物

过于辛辣的食物可使产妇体内生热，出现口舌生疮、便秘及痔疮等，也可通过乳汁使婴儿体内生热上火。

7. 忌多食味精

过量味精通过乳汁进入婴儿体内会影响锌的吸收，造成婴儿缺锌。产后 3 个月内的授乳产妇的菜肴应尽量避免多加味精。

8. 忌烟、酒、茶

母乳喂养的产妇为了婴儿的健康和未来，在哺乳期内最好不要吸烟、饮酒、喝茶、喝咖啡等。

9. 忌食过硬食物

产妇分娩后易产生牙齿松动，且肠胃消化功能较弱，所以忌食过硬食物。

10. 忌产后立即服用人参

人参、鹿茸会引起产妇失眠、烦躁、心神不宁，还有可能加重出血。在产后 2 ~ 3 周产伤已愈合、恶露明显减少时，才可适当服用。

三、促进乳汁分泌的饮食调理

对于产后少乳的产妇，常用的通乳食品及制作方法如下：

1. 鹿角粉

【原料】鹿角粉 4 ~ 5g。

【制法】冲服，每日 2 次。

2. 鲫鱼汤

【原料】重 500g 左右的活鲫鱼 1 条，黄酒适量。

【制法】将鲫鱼去鳞，掏净内脏，加水适量，煮至半熟，加黄酒清炖。吃鱼喝汤，每日 1 次。

3. 通乳汤

【原料】炒川芎、全当归、童木通、王不留行各 9g，猪蹄 2 只。

【制法】煮汤代水煎药服。

4. 豆腐丝瓜猪蹄汤

【原料】豆腐 500g，丝瓜（带瓤）250g，香菇 50g，猪蹄 1 只，调料适量。

【制法】先煮猪蹄和香菇，加葱、姜、盐调味，待熟后放丝瓜、豆腐同煮为汤，一天分 3 次食完，连服 5 天。

5. 木瓜煲鳅鱼汤

【原料】木瓜 1 个，泥鳅 2 条，约计 600g，生姜片 4 片，杏仁 1 汤匙，蜜枣 8 粒，猪油、精盐少许。

【制法】将木瓜刮去外皮，去核，清水洗净，切成厚块，待用。把泥鳅去鳃，清除内脏，清水冲洗净，待用。将杏仁、蜜枣分别用清水洗净，待用。把炒锅刷洗净，置于火上烧热，下猪油，放入泥鳅煎香至透，盛出。将适量清水放入煲内煮沸，放入姜片、泥鳅、杏仁、蜜枣，煲加盖，用文火煲 1 小时。再放入木瓜继续煲半小时，加入少许精盐调味，便可饮用。木瓜煲鳅鱼汤补虚，通乳，是我国民间传统的产褥期乳房护理验方，是有效的发奶剂，专治妇女产后乳汁缺乏等症。

6. 炖豆腐猪蹄香菇

【原料】豆腐、丝瓜各 200g，香菇 50g，猪前蹄 1 个，精盐 10g，姜丝、葱段各 5g，味精 3g。

【制法】将猪蹄去净毛，清水洗净，用刀斩小块，待用。把豆腐放入盐水中浸泡 10 ~ 15 分钟，清水洗净，切成小块，待用。将丝瓜削去老蒂头，清水洗净，切成薄片，待用。将猪蹄炖八成熟后，再放入豆腐、丝瓜、香菇煮 15 分钟后即可。

7. 鲤鱼煮枣汤

【原料】鲤鱼1条，重量约500g，大枣30g，料酒、清盐各适量。

【制法】将大枣去核，清水冲洗净，待用。将鲤鱼去内脏、鳃，清水洗净，放入锅中，加清水（1600g）、大枣、盐、料酒后，置于炉火上，煮至鱼肉熟烂，即可食鱼饮汁。产后食用，可开胃补益、健脾行水、催乳下奶；同时，还可预防与治疗产后水肿，具补益治病双重之功效。

8. 花生猪骨粥

【原料】粳米100g，猪骨1000g，花生仁150g，盐15g，味精3g，植物油、香油各10g。

【制法】将米淘洗干净。猪骨洗净并敲成小块（去渣）。花生仁热水浸泡后剥去外皮。用猪骨煮汤，再取汤、花生仁加适量清水、植物油煮成薄粥，加入精盐、味精调匀后即可食用。产后食用，可补益脏腑，生精益髓，益气养血，营养丰富全面，增加乳汁分泌。

9. 猪蹄通草汤

【材料】猪蹄2只，通草15g。

【制作】两物加水1500ml，煮至熟烂，吃猪蹄肉、筋，喝汤，每日1剂，连用3~5日。

【功用】治产妇乳滞型少乳、无乳。猪蹄富含蛋白质、脂肪，有补血活血作用。通草有利水、通乳气、消痛散肿的功能。

10. 羊肉猪蹄汤

【材料】羊肉25g，猪蹄2只，油、盐、醋适量。

【制作】将肉炖烂，吃肉喝汤，1日1剂，连服3日。治产后受寒、少乳或无乳。

【功用】羊肉具有益气补虚、温中暖下、治产后虚冷的功效。

11. 豆腐酒糖汤

【材料】豆腐150g，红糖50g，米酒50ml。

【制作】将豆腐、红糖加适量水煮，待红糖溶解后加入米酒，吃豆腐喝汤，1次吃完，每日1次，连吃5日。

【功用】豆腐含蛋白质、脂肪、糖、烟酸、维生素B，有宽中益气，消胀利水的功能。红糖含钙质、铁质、胡萝卜素、核黄素、烟酸等，特别是铁质为造血的重要原料，能行血化淤。米酒可散淤活血。此方适宜于乳少伴乳房胀痛者服用。

12. 花生豆蹄汤

【材料】花生米60g，黄豆60g，猪蹄2只。

【制作】三者共煮至熟烂，吃豆、花生、猪蹄肉，喝汤。1日1剂，连服3日。

【功用】治产后营养性乳少。花生有醒脾开胃，理气通乳的功效，其红衣可活血养血。

13. 药煮肘子汤

【材料】猪肘子1只，当归、王不留行各1份，3者按100:2:2搭配。

【制作】上述材料一同用清水文火煮熟，吃肉喝汤。

【功用】猪肘子含丰富的蛋白质和脂肪，可补血活血，下乳强身。当归为补血调经之妇科圣药。王不留行为下乳要药，有行血通经之功效。

14. 猪蹄寄生汤

【材料】猪蹄2只，王不留行4g，桑寄生10g。

【制作】三者共煮至猪蹄熟烂，吃肉喝汤，1日1剂，连服3日。

【功用】治产后肝肾虚弱、体有风湿症、筋骨酸软而少乳或无乳。桑寄生有补肝肾、强筋骨、除风湿的作用。

15. 木瓜鲤鱼汤

【材料】鲜木瓜50g，鲤鱼500g。

【制作】两物一同煮熟烂后加入适量盐、黄酒、醋，吃鱼喝汤，连服3日。

【功用】治产后肝肾失调、胃不和、气血滞运、消化不良而导致的少乳或无乳。鲤鱼富含蛋白质，具有开胃、健脾、除寒、催生乳汁之功效。木瓜具有除湿舒筋、强筋的作用。

16. 芝麻酒蹄汤

【材料】黑芝麻500g，猪蹄1只，黄酒适量。

【制作】猪蹄煮成浓汤。黑芝麻炒熟研末，每次用黄酒加猪蹄汤冲服30g。

【功用】黑芝麻为养血、补肝肾、补益气血之佳品。黄酒可和血消肿。

适宜于产后乳房发胀而乳汁偏少者服用。

17. 黑芝麻粥

【材料】黑芝麻 30g，粳米 100g。

【制作】黑芝麻碾细，加粳米同煮为粥，分早晚空腹食用。

【功用】此方具有滋补五脏，润肠通便的功效，对产后气血耗损、津亏肠燥所致的大便干结疗效颇佳。同时，因其营养丰富，能增加乳汁，对兼有乳汁缺少者更为适宜。

18. 阿胶大枣羹

【材料】阿胶 250g，大枣 1000g，核桃 500g，冰糖 500g。

【制作】将核桃除皮留仁，捣烂备用。将大枣洗净，兑适量水放锅内煮烂，用干净纱布滤去皮核，置入另一锅内，放入冰糖、核桃仁，文火炖之。同时，将阿胶放碗内上屉蒸烊化后，加在大枣、阿胶锅内熬成羹即成。产后每日早晨服 2 ~3 汤匙，有补气血、调脾胃、润燥滋阴作用。

【功用】此方对绝大多数产妇的产后康复、身体机能调理、产褥期乳房护理、下奶都十分有效。特别是冬天生产的产妇，服用效果尤佳。

19. 清淡肘子

【材料】猪肘子 1 只，当归、王不留行各 1 份。

【制作】三者按 100: 2: 2 比例搭配，用清水文火炖煮至烂熟。午餐吃肉，晚餐喝汤。

【功用】当归为补血调经的妇科要药，且有润肠通便的作用。王不留行有行血调经、产褥期乳房护理、消肿的功效。猪肘肉具有丰富的蛋白质和脂肪。三者相配，有活血补血、通经下乳、强健身体的作用，对产后无乳且体虚者尤宜。

20. 丝瓜仁鲢鱼汤

【材料】丝瓜仁 50g，鲜鲢鱼 500g。

【制作】两物共同熬汤。熟后吃鱼喝汤。吃时可放些酱油，不放盐，一次吃完。每日 1 次，连服 3 日。

【功用】丝瓜仁有行血、产褥期乳房护理的功效，鲢鱼有和中补虚、温中理气的作用。此方对产后血淤者还有一定的治疗作用。

21. 母鸡炖山药

【材料】母鸡 1 只，黄芪 30g，党参、山药、红枣各 15g。

【制作】将以上药物置入鸡肚，在药上浇黄酒50g，隔水蒸熟。1～2日内吃完。

【功用】适宜脾胃虚弱之少乳者。

22. 芪肝汤

【材料】猪肝500g，黄芪60g。

【制作】猪肝切片洗净，加适量黄芪、水同煮。烧沸后加黄酒、盐等调料，用小火煮30分钟。

【功用】适宜气血不足之少乳者。

思考与练习

1. 如何促使母乳喂养成功？要注意哪些方面？
2. 母乳喂养的重要性是什么？
3. 母乳喂养的正确姿势有哪些？有何技巧？
4. 应如何护理对母乳喂养信心不足的产妇？
5. 如何帮助乳头与乳房特殊的产妇进行哺乳？

第五章

乳房保健知识及方法

本章学习目标

1. 了解乳房保健的基本知识。
2. 了解乳房保健的具体方法。

第一节　乳房保健基本知识

一、不同体质女性的乳房保健

随着人民生活水平的提高，人们对“健康”这一概念的理解也在不断发生变化，人们不再被动地接受治疗，而是主动地保养身体，特别是女性，不仅要求身材美、皮肤好这些外在的美，而且更重视自己从内到外的健康。现代健康的概念应该包含身体健康、心理健康和形体美丽。从我国传统医学理论来看，影响健康的因素不是孤立的，而是相互关联、相辅相成的。总结起来就是“经络通，精气旺，形体健”。如果一个人经络畅通，不但各种疾病不容易入侵，精气神充足，而且形体能更加健康美丽。要想达到健康的目的，不能依靠事后弥补，而应该从根本上着手，即中医所说的治“未病”，以不生病为目的。

近年来，由于各种因素的影响，乳房疾病越来越多，同时加上女性对自身形体健美的追求，使得乳房保健成为女性保健中不可缺少的环节。然而，乳房保健应该怎么进行，各种医学理论都有自己的解释。由于人们所居住的环境不同，东、西、南、北地域性的差异，个人体质、禀赋的不同，以及生活习惯的差异，必然会出现不同体质特征的人群。虽然不同体质的人都可以是健康的，但健康的程度会有所差异，容易感染疾病的性质也不相同。比如南方人多湿，北方人多燥。因此不同体质的人的乳房保健方法也不完全一样，这就是中医讲的“因人而异、因地而异”的辨证论治。基于中医学理论，针对不同体质女性的乳房保健，我们制定了以下个性化护理方法。

1. 寒性体质

寒性冷凝，寒易伤阳。寒性体质的人恶寒怕冷，手脚冰凉，喜暖怕凉。寒性体质的女性，乳房往往比较小，容易月经不调、痛经、宫寒、小腹冷痛、四肢不温、乳房胀痛（特别是月经期的时候）。中医经络理论认为乳房健康与肝、脾、肾经、冲脉、任脉、督脉有很大关系，因此对于寒性体质的乳房保健必须从相关经络着手，采用温经散寒、活血通络的方法。

（1）让接受按摩者俯卧，按揉肩颈、背腰、下肢部，以温通阳气，重点擦揉督脉，因为督脉为阳脉之海，统领一身阳气。点按肺俞、脾俞、肝俞、肾俞、腰阳关、命门、百会、八髎、会阳等穴位。

（2）让接受按摩者仰卧位，按揉胸腹部 2 ~ 3 分钟，重点按揉胸部、乳房周围的肌肉和下腹部位。点按膺窗、乳根、期门、天溪、天枢、气海、关元等穴位。

（3）拿捏腿部的肾经、肝经、脾经各 3 ~ 5 分钟。

（4）擦涌泉穴 2 ~ 5 分钟。

2. 热性体质

热为火之苗，通俗地讲，热性体质的人就是容易上火的人，火性炎热，容易伤津耗气，损伤阴液。热性体质的人乳房发育基本正常，根据发育早晚的不同有所差异，但都比较容易得乳痈、乳腺炎等疾病，对于热性体质的乳房保健，应该采用清热泻火、凉血消痈的方法。

（1）根据脏腑火热程度的不同，采用不同的清热方法，可以采用凉性介质清泄实热。

（2）心火旺的人可以清泄心包经，逆着心包经的方向拿捏 3 ~ 5 遍，然后点按风池、大椎、合谷、曲池、内关、曲泽、天溪等穴位。

（3）让接受按摩者仰卧位，按揉胸腹部 2 ~ 3 分钟，顺任脉从膻中穴推至曲骨，点按屋翳、膺窗、乳根、不容、承满、天枢、期门等穴位。

（4）对于胃火大的人，可以采用清泄胃火的方法，让接受按摩者仰卧位，点按中脘、下脘、建里、水分、天枢、合谷、大椎、曲池、太溪等穴位。之后，让接受按摩者俯卧位，点按风池、大椎、肺俞、心俞、脾俞、胃俞等穴位。

（5）对于肝火大或有肝阳上亢证的人，采用清泄肝火或平肝潜阳的方法，点按百会、章门、大椎、乳根、膺窗、天溪、极泉、曲池、合谷、下关、太冲、太溪等穴位，或长按背部的肺俞、心俞、肝俞、胆俞，脚部的行间等穴位。

3. 痰湿体质

痰湿体质的人一般体胖、气虚、面白，自感身重乏力，咳吐湿痰。乳房一般比较大而软，缺乏弹性，容易下垂。随着人们生活水平的提高，高热量、高脂肪的摄入远远超出身体的正常所需，而运动量又急剧减少，因而脂肪迅速堆积，影响脾胃的运化功能。“肺为贮痰之器，脾为生痰之源”，脾胃功能的下降就为痰邪提供了可乘之机。脾胃也是运化水湿的主要脏器，通过升清降浊的方式把水湿输送到肺肾，经过肺的呼吸，皮肤毛孔以及肾的代谢把水湿排出体外。因而对于痰湿体质的人，乳房保健应以健脾强胃为主，配以其他穴位加以调养。

（1）让接受按摩者俯卧位，顺着膀胱经按揉肩、腰、背 3 ~ 5 分钟，按督脉 3 ~ 5 遍，点按肺肾、心俞、脾俞、胃俞、肝俞、肾俞、大肠俞、腰阳关、命门、膀胱俞等穴位，以加强肺、脾、肾的功能。

（2）让接受按摩者仰卧位，按揉胸腹 3 ~ 5 遍，重点按揉乳房外围组织，可以从乳房底部提拉到乳头的方向，以加强乳房周围肌肉的弹性。点按屋翳、膺窗、乳根、天溪、周荣、大包、期门、不容、承满、天枢、足三里、阴陵泉、三阴交等穴位。

（3）任主胞宫，冲为血海。乳房健康与任脉、冲脉有很大关系，因此可以点按关元、气海、中极、血海、太溪、阴陵泉等穴位。

4. 湿热体质

湿热体质的人胖瘦不一，但大多容易长痘，消谷善饥，喜饮冷水，容易出汗，女性带下有时会有腥臭味，乳房容易生乳痈、乳腺炎、乳腺囊肿等疾病。对于湿热体质的人，乳房保健应清热利湿，活血通脉。

（1）让接受按摩者俯卧位，按揉膀胱经 2 ~ 5 分钟，点按脾俞、肝俞、胆俞、肾俞、膀胱俞等穴位。

（2）点按大椎、中脘、曲池、合谷、大横、阴陵泉、行间等穴位。

（3）让接受按摩者仰卧位，按揉胸腹 3～5 分钟。点按水道、归来、水分、阳陵泉、三阴交等穴位。

5. 阴虚体质

阴虚体质的人一般五心烦热，骨蒸潮热，乳房瘦小柔软、易下垂。身材瘦长或瘦小，面红，晚上易出汗。中医认为“阴虚则热”，是指体里的阴液不足导致阳气相对过剩而表现的虚热证，因为这种证不是实热，不能用清法，“实则泻之，虚则补之”是阴虚体质的治法依据，因此对于阴虚体质的人，乳房保健应滋阴润燥，清虚热，退骨蒸。

（1）让接受按摩者俯卧位，轻揉肩、背、腰 3～5 分钟，点按肺俞、膈俞、脾俞、肝俞、肾俞等穴位。

（2）让接受按摩者仰卧位，按揉胸腹部 2～3 分钟，点按膻中、乳根、天溪、期门、天枢、水道、水分等穴位。

（3）点按血海、阴陵泉、太溪、照海、水泉、阴谷等穴位。

6. 淤滞体质

淤滞体质包括气淤型和血淤型。气淤型的人，表现为闷闷不乐，清心寡欲，善怒多愤，易激动生气，女性还表现为胸闷乳胀，胁肋疼痛，多愁善感等症。血淤型的人脸色发青或暗，身体疼痛，痛有定处，嘴唇青或紫，易得乳腺增生等疾病。《内经》云：“淤者不通也，不通则痛。”肝主疏泄、藏血，脾主运化、统血，肺主气，肾纳气，气血淤滞与这四个脏器关系密切。对于淤滞性的人，乳房保健应理气活血，舒筋活络，行气散淤。

（1）让接受按摩者俯卧位，从上至下推至腰骶部 3～5 分钟，点揉肺俞、膈俞、肝俞、脾俞、肾俞、胆俞，掌揉胁肋部 2～5 分钟。

（2）让接受按摩者仰卧位，轻揉胸腹 2～3 分钟，点揉膻中、剑突、鸠尾、上脘、中脘、下脘、建里、气海、关元等穴位。

（3）双手环揉乳房周围肌肉，由乳根底部到乳头方向推揉，点按期门、章门、大包、膺窗、天溪、周荣、胸乡等穴位。

（4）拿捏四肢，点按血海、阴陵泉、足三里、太冲、太溪等穴位。

乳房保健属于日常保养范围，女性应该自己坚持每天按摩，养成良好的日常生活习惯，这样才能拥有健康美丽的乳房。

二、女性各阶段的乳房保健

健美的乳房是女性美的重要标志，不仅反映了女性机体的健康，更展现出女性的风采。但由于各种原因，很多女性不注重乳房保健，使悬垂乳、扁平乳、不对称乳、内陷乳等乳房问题十分普遍，这不仅影响形体美观，而且会导致心理障碍。

在女性的一生中要经历儿童期、青春期、中老年期三个生理发展阶段。乳房在这三个时期也会有所变化，因而每个阶段乳房保健有不同的内容。

1. 儿童期

婴儿出生 3 ~ 5 天会出现一种生理现象，即双侧乳腺肿大，犹如蚕豆或鸽蛋大小，有时甚至会溢乳。这是由母体雌激素对婴儿的影响突然中断所致，产妇不必惊慌。处理时勿揉捏、挤压，否则会导致继发感染，影响婴儿今后乳房发育，同时注意科学喂养婴儿。儿童期乳房尚未开始发育，保健的重点是保证儿童身心的健康发展。

2. 青春期

进入青春期后，第二性征开始发育。少女（9 ~ 12 岁）的乳房因卵巢所分泌的激素刺激，开始出现乳核，并慢慢增大，一般两侧乳房对称性发育。

（1）青春期乳房保健应注意的问题。

随着年龄的增长，到青春期后期，少女的乳房已变得丰满而富有弹性。此期尤其应重视乳房的保健，注意以下四个问题。

①乳腺组织和脂肪组织在青春期开始显著增生，并随月经呈周期性变化。向青少年讲授女性生理卫生知识，要让她们认识到乳房增大是肌体发育的必然阶段，也是女性优美体态的重要象征，帮助她们树立正确的性健康观念，消除对性发育的紧张感、羞涩感和恐惧感。

②乳房发育期间应加强营养。健美的乳房需要丰富充足的营养，乳房健康与全身的营养状态关系密切。要保证每日摄入适量的蛋白质、脂肪，多吃鱼、肉、蛋、禽、蔬菜瓜果等。

③加强体格锻炼。青少年时期是生长发育的第二个高峰时期，应加强体格锻炼。除全身运动外，还要加强胸部健美运动，做伸展、扩胸、引体向上等运动，并辅之以乳房按摩。按摩方法是由外向内以乳房为中心双向按摩，手法要轻柔，并有节律。

④青春期是乳腺增生症和乳腺纤维瘤等疾病的好发时期，一旦确诊应及时治疗，千万不能因怕羞而耽误治疗。保守疗法可内服一些活血化淤、软坚散结的中西药，并配合物理治疗，若肿块增大应及时去外科做手术。同时应辅以心理治疗，要克服忧郁、焦虑等情绪，保证心情舒畅，睡眠充足，生活饮食有节，学习休息张弛有度。

（2）青春期乳房保健方法。

要使青春期乳房更加健美，应注意做好以下几个方面。

①加强营养。少女在乳房发育期应该重视饮食营养，这不仅对乳房发育有益，对全身各系统各器官的发育都有好处。在饮食上特别要多吃一些含蛋白质丰富的食物，如鸡蛋、瘦肉、牛奶、豆类制品等。还应该适当多吃富含各种维生素的水果和蔬菜等。

②不要束胸。有的少女受旧思想意识的影响，担心别人发现自己有胸前突起的变化，就穿过紧的上衣束胸，这对乳房乃至整个胸部的发育是很不利的。乳房的发育如同身体其他器官一样，是正常的生理现象，任何羞怯的心理都是没有必要的。

③及时佩戴合适的乳罩。支撑乳房内乳腺组织和脂肪的是结缔组织。结缔组织和肌肉不同，是没有弹性的。因此，在乳房发育过程中及发育成熟后，应该及时佩戴合适的乳罩。如不及时佩戴乳罩，日常活动时乳房会过多地摆动和下垂，乳腺管受到反复牵扯会使乳房周围的韧带松弛，导致乳房过度下垂，不仅影响体型美，而且会妨碍血液循环，影响产后的乳汁分泌，严重时还易患乳腺疾病。佩戴乳罩可以起到支撑和保护乳房，保持少女胸部线条美的作用。乳罩的大小、松紧要适宜。太大起不到支撑保护作用，太小会妨碍乳房的正常发育。活动量大时，应该勒紧乳罩背带，活动量小时宜放松背带，睡前摘掉乳罩或解开背带，使其放松。

④不要含胸弓背。正常的乳房增大是两侧对称的，也有先从一侧开始发育的，但随着月经的初潮，两侧乳房会变得对称、丰满而富有弹性。有些少女在乳房发育后，由于羞怯时常会含胸弓背，这样不但不能体现少女曲线美，而且会影响脊柱、胸廓、乳房的正常发育，以致影响整个乳房体型的健美。少女在走路时应抬头挺胸，显示其窈窕的身材。

⑤注意乳房卫生。要经常清洗乳房，及时洗去乳晕上的油脂样物质和乳房皮肤上的汗液。要经常换洗乳罩，乳罩的质料最好选用纯棉的软布料，因其吸水性好，对皮肤无刺激。

⑥积极锻炼身体。在全面锻炼的基础上，可以多做扩胸运动或双手拉弹力器锻炼胸部肌肉，使胸大肌发达，从而使乳房更加丰满和富有弹性。

⑦进行乳房按摩。按摩可促进胸部肌群的活动，增加其张力，而且通过皮肤直接刺激乳腺，使乳腺发达，起到隆胸挺乳的目的。

⑧防治乳腺疾病。少女最常见的乳房疾病是乳房纤维腺瘤。纤维腺瘤呈圆形或椭圆形，质地坚硬，边界清楚，活动度大，生长缓慢，一般患者没有自觉症状，少数有压痛感。

（3）胸部健美按摩法。

女性胸部的健美，除平时注意全身的形体锻炼，佩戴合适的乳罩外，坚持胸部按摩也可以收到很好的效果。

①直推乳房：用右手掌自左侧乳房上端开始向下用柔和而均匀的力量直推乳房根部，接着再向上沿原路线推回，重复30次后，再换左手以同样手法按摩右侧乳房。

②侧推乳房：右手掌于胸部正中着力，搓推左侧乳房至腋下，返回时用5个手指握住乳房并向回带，重复30次后再换左手以同样手法按摩右侧乳房。

③托推乳房：左手掌面内侧托住左侧乳房底部，再用右手掌面的外侧与左手相对用力向乳头方向合力推30次。如有乳头内陷，按摩同时可用手指将乳头向外牵拉数次。此法适用于乳房过大者。

3. 中老年期

这个时期女性的生理机能开始衰退，乳房脂肪减少，腺体萎缩，不再丰润坚挺。而此时女性最容易忽视乳房的保健。就保健的角度而言，40岁以后更应关注乳房的变化。此时由于卵巢功能的紊乱，乳房疾病发生率增高，尤其应警惕乳腺癌的发生。乳房保健的重点是定期进行乳房自我检查，方法是平卧或坐位，以乳头为中心，由外向内顺时针方向按摩乳房，尤其应注意触摸外上象限，检查有无结节、包块。一般在早期发现乳腺肿瘤，治愈率是很高的。

就健美的角度而言，中老年妇女乳房多松弛下垂影响美观。保健的方法一是勤按摩乳房，丰富乳房供血；二是加强胸部锻炼，促使肌肉健壮；三是佩戴合适胸罩，用丰满型或定型胸罩较好，可以不同程度地弥补中老年妇女的乳房缺陷，重现女性曲线美；四是科学合理饮食，防止过胖或过瘦；五是注意仪容步态，走路应抬头挺胸，精神焕发。

爱美是女性的天性。爱美，还要懂得美，创造美。学习科学保健知识，健美乳房，让青春常在，风韵永存。

三、女性乳房保健的措施与禁忌

1. 女性乳房保健的七个措施

（1）保持正常作息。

除人体自然老化外，生活不规律也会影响新陈代谢与血液循环，还会导致荷尔蒙混乱，影响乳房健康。作为女性，应养成良好的作息习惯，并长期坚持。

（2）选择合身的胸罩。

穿过紧的内衣超过18小时，也会影响腋下淋巴结的排毒功能，对乳房健康不利。正确的方法是备有不同罩杯的胸罩，在乳房变化时佩戴合适的胸罩（合身的胸罩不会陷入肩膀或在胸部留下痕迹）。回家可松解胸罩，并按摩腋下淋巴结。

（3）养成良好的站、坐姿。

含胸对乳房的损害最大，会压迫胸部组织的生长，侵占其生存空间，容易导致乳房下垂。正确的方法是任何时刻都要保持端正的坐姿与站姿，一定要挺胸抬头。

（4）常做健胸运动。

常做健胸运动，能够使一部分乳房脂肪组织转化成肌肉，乳房线条更加健美。简单的健胸运动是双手合十，缓慢上举，保持10秒，再缓慢下落到胸前。如此反复5～10次，可使乳房肌肉上提。运动时，应穿着运动胸罩，这样才能有效保护乳房，避免拉伤。

（5）经常按摩乳房。

通过按摩可以舒缓乳房的紧绷感，从而使乳房更加丰满，有效避免肌肤松弛。

按摩手法：双手手掌交互托住乳房下方，轻轻上提，再托着乳房外侧往内推，可避免乳房下垂和外扩。按摩前涂抹橄榄油或天然润肤乳液，能使按摩更润滑，同时保养乳房皮肤。

（6）冷热水交替沐浴。

沐浴时水温不宜太高，否则可能会让乳房的结缔组织老化，肌肤失去弹性。沐浴时可以将淋浴头由下往上倾斜45°角，以冷热水交替的方式，对乳房下方进行冲洗和按摩，刺激乳房血液循环。

（7）配合健胸食补。

多吃蛋白质含量高的食物（如鱼、肉、鲜奶等），再配合乳房按摩，并长期坚持健胸食补，乳房会越来越坚挺。

2. 女性乳房保健的八个禁忌

（1）忌强力挤压。

乳房受外力挤压会有两大弊端：一是乳房内部软组织易受到挫伤，或使内部引起增生等。二是乳房受外力挤压后，较易改变外部形状，使上耸的双乳下垂等。避免用力挤压乳房应注意两点：

第一，睡姿要正确。女性的睡姿以仰卧为佳，尽量不要长期向一个方向侧卧，这样容易挤压乳房，引起双侧发育不平衡。

第二，夫妻同房时，应尽量避免男方用力挤压乳房，否则容易造成内部疾患。

（2）忌佩戴不合适的乳罩。

切忌佩戴不合适的乳罩，或干脆不佩戴乳罩。选择合适的乳罩是保护双乳的必要措施，切不可掉以轻心。正确佩戴乳罩应做到以下三点：

第一，佩戴乳罩不可有压抑感，即乳罩不可太小，应该选择能覆盖住乳房所有外沿的型号为宜。

第二，乳罩的肩带不宜太松或太紧，其材料应是可调节松紧度的松紧带。

第三，乳罩凸出部分间距应适中，不可距离过远或过近。此外乳罩的制作材料最好是纯棉，不宜选用化纤织物。

有些少女错误地认为乳房未长成，不必戴乳罩。其实，长期不佩戴乳罩，乳房不仅容易下垂，而且也容易受到外部损伤。只要佩戴合适的乳罩，就不会影响乳房的发育，并且能塑造良好的乳房线条。

（3）忌用过冷或过热的浴水刺激乳房。

乳房周围微血管密布，受过热或过冷的浴水刺激都是极为不利的。如果选择坐浴或盆浴，更不可在过热或过冷的浴水中长期浸泡，否则会使乳房软组织松弛，也会引起皮肤干燥。

（4）忌不清洁乳头、乳晕部位。

女性乳房的清洁十分重要，长时期不洁净会出现炎症或皮肤病。因此，必须经常清洁乳头，乳晕部位。

（5）忌过度节食。

饮食可控制身体脂肪的增减，含有足量动物脂肪和蛋白质的食品，可使身体各部分储存的脂肪丰满。乳房内部组织大部分是脂肪，脂肪的含量增加了，乳房才能得到正常发育。

有些年轻女性一味追求苗条，不顾一切地节食，甚至天天都以素菜为主，结果使得乳房发育不健全，干瘪无形，其他保健措施也就于事无补了。

（6）忌不锻炼。

适当做丰乳操，轻度按摩可使乳房丰满，这对于乳房组织已基本健全的女性是十分重要的。实际上锻炼并不能使乳房增大，因为乳房内并无肌肉。锻炼的目的是使乳房下胸肌增长，胸肌的增大会使乳房突出，看起来就丰满了。

（7）少女忌用激素类药物丰乳。

少女正处在生长发育的旺盛时期，卵巢本身分泌的雌激素比较多，如果选用雌激素药物，虽然可以促使乳房发育，但却同时潜伏着一些危险因素。女性体内如果雌激素水平持续过高，就可能使乳腺、阴道、宫颈、子宫体、卵巢等患肿瘤的可能性增大。滥用这些药，不但易引起恶心、呕吐、厌食，还可导致子宫出血、子宫肥大，月经紊乱和肝、肾功能损害。

（8）忌长期使用丰乳膏。

丰乳膏一般都采用含有较多雌性激素的物质，可被皮肤慢慢地吸收，进而使乳房丰满。短期使用一般没有太大的副作用，但长期使用或滥用丰乳膏就会带来很多不良后果：月经不调，色素沉着；皮肤萎缩变薄；肝脏酶系统紊乱，胆汁酸合成减少，易形成胆固醇结石。因此，一定要慎用丰乳膏，特别注意不要长期使用。

第二节　产后乳房保健

一、产后乳房保健的目的及重要性

1. 产后乳房保健的目的

（1）预防和解决产褥期乳房问题。

产后乳房保养就是要预防和解决产褥期这一特定时期内，产妇由于各种原因而产生的乳房问题，帮助产妇正确认识母乳喂养问题，正确掌握哺乳方法，通过各种方法使产妇出现的乳腺管堵塞、乳汁淤积、无乳和少乳、乳腺炎等症状得以减退或消除。

（2）美胸美体。

在解决产妇乳房问题的同时，还可以通过一系列的方法对乳房进行保健，达到美胸美体的目的。

（3）保持好心情。

产后女性心理波动比较大，通过乳房保健能使乳房健康，保证正常哺乳，让婴儿有充足的优质母乳而健康成长，让产妇保持良好的情绪尽享为母之乐，并能把好心情传递给婴儿和家人。

2. 产后乳房保健的重要性

（1）防止产后出现哺乳问题。

由于一些特殊因素，产妇很容易出现诸如乳腺管堵塞，乳汁淤积等乳房问题，从而引起乳房疼痛，缺乳、少乳，甚至引发乳腺炎。因而，除了要保证充足的营养供应，保持愉快的心情外，尤其要注意产后这一重要而敏感时期的乳房护理，如果乳房问题得不到及时而正确的处理，后果可能会越来越严重，不但婴儿没奶吃，还会引起产妇心情抑郁，加重哺乳压力。

（2）防止产后留下乳房疾病隐患。

如果在产褥初期乳房发生病变而导致不能正常哺乳，不仅婴儿失去了天然的好食品，同时也对产妇的身体造成很大影响。大量流行病学调查结果显示，母乳喂养可以降低患乳腺癌和卵巢癌的几率，并且这种保护作用可能随哺乳持续时间的增加而增加。

（3）产后是美体、美胸的最好时机。

女性的乳房随着年龄的增长不断发生变化，尤其是产后体内激素水平的变化能使乳腺小叶及其结缔组织萎缩，皮肤及固定乳房的韧带松弛，致使乳房松弛无力而下垂。因而需要通过中医手法对乳房进行全方位调理，激发荷尔蒙分泌，延缓乳房衰老，达到美体效果。催乳师应积极指导产妇在产后适时进行乳房保健，以达到美胸、美体的效果。

二、产后乳房保健的具体方法

1. 防止乳房下垂

防止产后乳房下垂，应注意做好以下七个方面。

（1）每侧乳房的哺乳时间应保持10～15分钟。因母乳的成分是根据婴儿的需求而分泌的，前面的乳汁中含水分较多，后面的乳汁中脂肪、蛋白质逐渐增多，所以一定要养成婴儿每次吮吸10～15分钟的习惯，并交替哺乳，以预防哺乳后乳房大小不一。

（2）哺乳时不要让婴儿过度牵拉乳头。每次哺乳后，用手轻轻托起乳房按摩2～5分钟。

（3）每日至少用温水洗乳房两次。这样不仅有利于乳房的清洁卫生，而且能增加悬韧带的弹性，防止乳房下垂。

（4）选戴松紧合适的乳罩。松紧合适的乳罩能发挥最佳的提托效果。

（5）哺乳期不要过长。哺乳满10～12个月，即可停止。

（6）断奶要循序渐进。如果产后因某种原因而突然停止哺乳，则会导致乳腺内张力急剧升高，使腺体发生萎缩，乳房也就会萎缩。

（7）坚持做扩胸运动。扩胸运动和俯卧撑都能使胸部肌肉发达有力，增强对乳房的支撑作用。

2. 预防急性乳腺炎

急性乳腺炎多见于初产妇的哺乳期，是乳腺的急性化脓性疾病，一般为金黄色葡萄球菌感染所致，也常合并厌氧菌感染。预防急性乳腺炎发生的方法主要有以下几种：

（1）采用正确的哺乳方法和哺乳姿势。如果哺乳方法和哺乳姿势不当，会出现乳汁流出不畅、乳腺导管堵塞等情况，导致乳汁淤积或乳头皲裂，从而使细菌从乳头逆行进入乳房并扩散至乳腺，造成感染，引发急性乳腺炎。

（2）做好乳房清洁。每日至少用温水洗浴乳房两次，这样有利于乳房的清洁卫生，避免细菌侵入。

（3）注意婴儿口腔卫生。定期给婴儿喂水，保持婴儿口腔卫生。产妇如果发现乳头破损，要停止哺乳并及时治疗。

（4）注意睡姿和乳罩松紧度。有一部分患乳腺炎的产妇，往往是因为睡姿不正确挤压乳房所致。乳罩过紧也会挤压乳房，引发乳腺炎。

（5）注意休息，及时就医。产妇在哺乳期要适当休息，保证合理饮食，提高身体的抵抗力，减少乳腺炎的发生。一旦发生乳腺炎要及时去医院，在医生指导下治疗。

3. 预防乳腺癌

很多女性谈到乳腺疾病就联想到乳腺癌，实际上在常见的乳腺疾病中，有八成是乳腺增生。但乳腺增生和乳腺癌是可以同时并存的，或可由乳腺增生发展为乳腺癌。研究表明，早期乳腺癌的治愈率高达 80% ~90%。因此，定期做乳房自测，了解自己的乳房状况，有助于及早发现乳腺癌。

乳房自我检测方法如下，应坚持每月检测一次。

（1）站在镜子前，双臂下垂，观察左右乳房的形状、大小、颜色和质感。双臂上举做同样的观察。若两侧乳房不对称，就应引起注意。

（2）双手置于胯骨上，用力使胸肌收缩同时弯下腰，如果感觉乳房吃紧，就应引起注意。

（3）躺卧，进行触摸检查。在肩膀下垫一个枕头或毛巾，手臂伸直，使乳房组织充分伸展，用三个手指触摸整个乳房、腋窝和锁骨附近。如果觉得有硬块或其他异常，应该到医院做进一步检查。

4. 产后美胸

产后美胸的按摩手法主要有以下五种。

（1）手法一：

①以大拇指为一边，另外四指合拢为一边，虎口张开，从两边胸部的外侧往中央推，以防胸部外扩，每边 30 下。

②手保持同样的形状，从左胸开始按摩。左手从外侧将左乳向中央推，推到中央后同时用右手从左乳下方将左乳往上推，要一直推到锁骨处。重复 30 次以后，再以同样的手法按摩右乳。

③手做成罩子状（五指稍分开，罩住乳房）。稍稍弯腰，双手罩住乳房后从底部（不是下部）往乳头方向作提拉动作。重复 20 次。

④双手绕着乳房做圆周形按摩，如配合精油则需按摩到胸部上的精油都被吸收为止。

（2）手法二：

①把双手放在腋下，沿着乳房外围做圆形按摩。

②双手从乳房下方分别向左右两方往上提拉至锁骨。

③把手放在乳晕上方，往上做螺旋状按摩。

这个方法能够刺激胸部组织，让乳房增大。每个动作重复 8 ~ 10 次，可以紧实胸部肌肉，加强支撑力，让乳房越来越挺拔。

（3）手法三：

①以双手手指圈住整个乳房，每次停留 3 秒钟。

②双手张开，分别由乳沟处往下平行按压至乳房外围。

③在双乳间做 8 字形按摩。

这个方法能够充分拉直腋下胸部到肺部的肌肉，刺激乳房，拉高胸部曲线。

（4）手法四：

①身体站直后，举起右手，向上伸直，右脚则向下伸展。持续 5 秒钟。

②以同样的方法伸展左手左脚，将身体尽量伸直。持续 5 秒钟。

③左右轮流伸展 5 次。

（5）手法五：

①从乳房中心开始画圈，往上按摩至锁骨处。

②从乳房外沿开始，以画小圈方式做螺旋状按摩。

③两手掌轻轻抓住两边乳房，向上微微拉引，但是别捏得太用力。

此外，产后还可以进行乳腺疏通保养护理。乳腺疏通保养护理可改善乳房扁平、松弛、下垂、外扩现象；预防乳腺炎、小叶增生、经期胀痛；调整内分泌紊乱、月经失调；疏通阻塞的乳腺导管，恢复乳房弹性；防止肩颈及胸部提拉肌松弛，促进腺体再生，再造胸型。

5. 胸部保养按摩操

催乳师可以指导产妇掌握胸部保养按摩操，具体步骤如下：

（1）取精油适量，每边乳房 10 ~ 15 滴为宜，可根据自身需求适当调节（图 5 - 1）。

（2）采用交叉按摩法，左右手交替，以圆圈运动的方式按摩乳房四周（图5－2）。

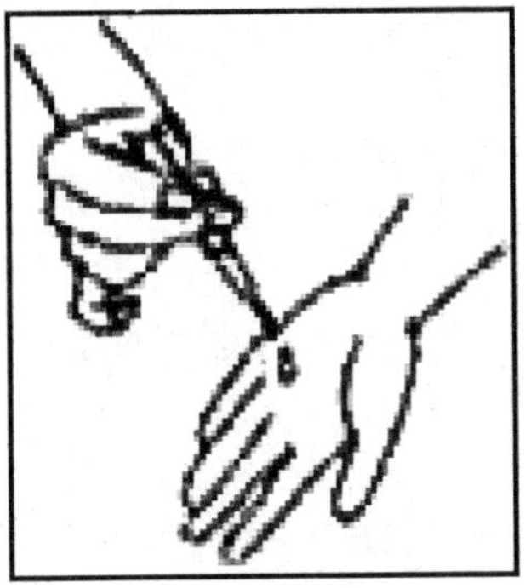

图5－1

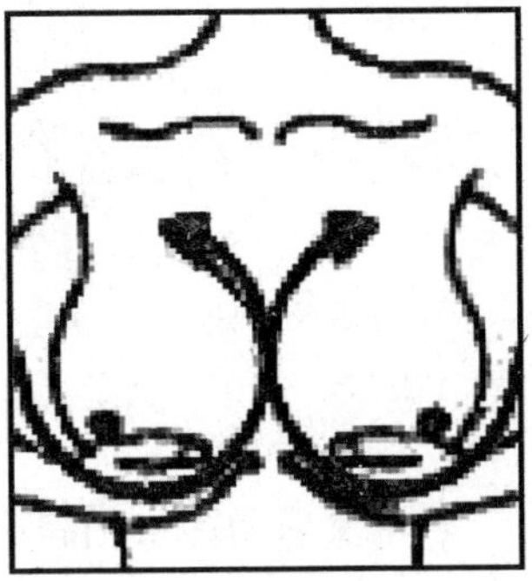

图5－2

（3）用点按法按摩以下穴位（图5－3）：

①屋翳穴：乳头直上，第二肋骨与第三肋骨间。

②中府穴：腋下，乳头旁二寸。

③天池穴：腋下，与乳头同高。

每一次按摩两个八拍，中间停顿2～3秒，再慢慢松开。每个穴位至少按摩5次以上才有效果。

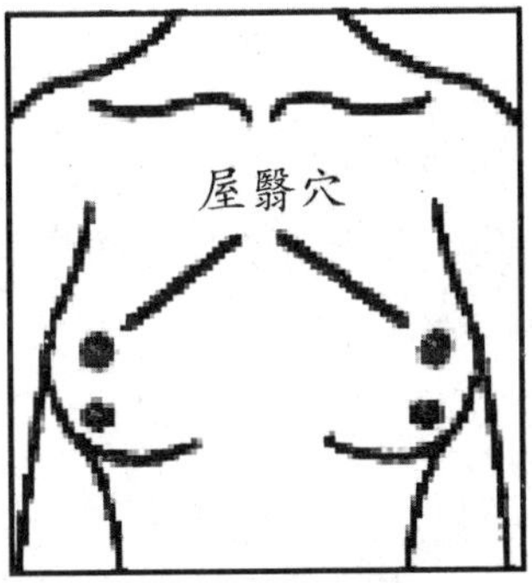

图5－3

（4）用点按法按摩以下穴位（图5－4）：

①膻中穴：两乳线中间。

②乳根穴：乳头直下，乳房正下方根部。

③肩井穴：肩膀最高处。

按摩方法同上。

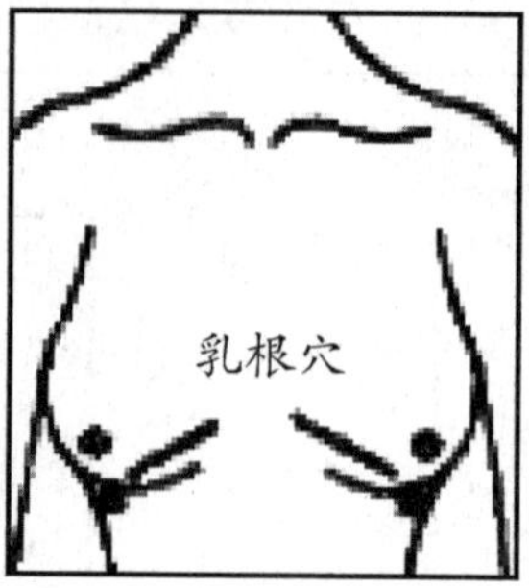

图 5－4

（5）热水澡后用冷水拍打胸部，刺激乳房血液循环，擦干后再用精油做提拉按摩（图 5－5）。

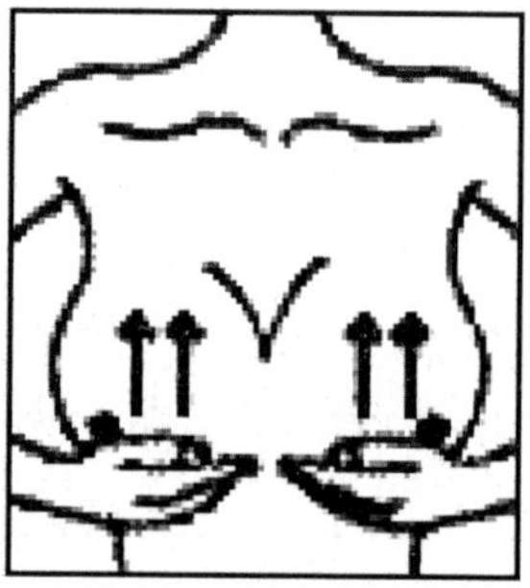

图 5－5

三、家庭自我保健美胸按摩法

选择任何按摩手法之前，要先清洗自己的皮肤。配合精油，按摩效果更佳。每天坚持按摩 5 分钟，然后配合穴位按压，打通乳房经脉，同时补充乳房所需的营养，能够有效改善胸部弹性，保持胸部挺拔。

1. 手法一

倒少量丰胸精油在手上，均匀地涂抹在胸部。在按摩过程中如果感到按摩起来不是很滋润，即有涩的感觉时再加少量精油。按摩手法可以分五步来进行：

（1）以大拇指为一边，另外四指合拢为一边，虎口张开，从两边胸部的外侧呈 45°角往中央推，以防胸部外扩，每边 30 下。传统的按摩手法一般是从外向内推，力度统一集中到乳房中央，效果虽可，但对乳房内部横向“搭桥”的毛细血管却不够体贴，未能从根本上改善血液循环。为此，采用环形手法，以45°角向内按压，可以把内里牵连不清的血管打通打散，彻底解放凝结在一起的结缔组织。

（2）手保持同样的形状，从左胸开始按摩。左右手交替将左乳的肌肉从乳房的根部往上拨，拨至乳头处停止，注意不要推得过高。再以同样手法按摩右乳。这样可以预防乳房下垂，使乳房更加坚挺。

（3）手保持同样的形状，从左胸开始。左手从乳房下方将左乳向上推，推到锁骨处，同时用右手将左乳往右推（注意呈弧形），要一直推到中央。重复30次以后，再以同样的手法按摩右乳。这个动作可以促进乳房海绵体膨胀，使乳房更加丰满。

（4）手做成罩子状（五指稍分开，罩住乳房）。稍稍弯腰，双手罩住乳房后从底部（不是下部）往乳头方向做提拉动作。重复20次。

（5）双手绕着乳房做圆周形按摩（可先顺时针按摩1分钟，然后再逆时针按摩1分钟），如配合精油则需按摩到胸部上的精油都被吸收为止。

2. 手法二

（1）右手抓住左侧大包穴，固定不动，左手举高向右侧做伸展运动。伸展必须用到小腹肌肉方能见效，脚也要用力蹬直。

（2）以同样方法伸展右手右脚，将身体尽量伸直。持续5秒钟。

（3）左右轮流伸展5次。

四、美胸穴位按摩法

用精油指压穴位的主要目的虽是在打通乳房经脉，补充乳房所需的营养，但由于同时也促进了这些经脉的气、血及淋巴液的循环，并刺激到神经的传导，因此体质也同时得到了改善。

此外，指压穴道还有预警的作用：指压穴道时若产生阵阵刺痛，则表示此条经络气脉不通。如果稍加碰触穴道点就异常刺痛，且冷汗直冒，则千万轻视不得，因为这可能是病兆的反射，需要尽快就医检查治疗。

1. 穴位名称及寻找方法

先找到所要指压的穴位点。以拇指内侧指关节压住穴位点，并注力往下压。往下压的同时，心中默数1、2、3、4、5、6，数到6时，指力应当深入穴位点，并稍稍停留2～3秒。再数5、4、3、2、1，渐渐全部松开，拇指仍停留在穴道点上2～3秒，接着重复指压的动作。每个穴位至少按5次才具有效果。

常用的乳房保健穴位有：

（1）天宗穴：肩胛骨中央。

（2）屋翳穴：乳头直上、第二条肋骨与第三条肋骨之间接缝处。

（3）中府穴：腋下往上一寸半、乳头旁边二寸、锁骨下第一条与第二条肋骨之间的接缝处。

（4）乳根穴：两边乳头对下来到乳房底下的正下方处，一边一个。

（5）天溪穴：位于乳头连线向外延长线上，请将手的虎口正对着乳房，四指托着乳房，拇指正对着乳房外侧两寸处（第四、五肋间）。

（6）膻中穴：胸骨正中线上，与第四、五根肋骨交界的地方，两乳头正中间。

2. 按摩方法

按摩时，以手指指面或指节，也可使用按摩器具向下按压，并做圈状按摩。

当手指触压到穴道点时，会感觉特别柔软，仿佛里面有个凹洞。顺着手指，注力到穴道点，会产生轻微酸麻的反应，感觉较敏锐的人甚至会觉得指压处有轻微的温热。

指压穴位利用通畅乳腺可以达到美胸效果的原理，不仅能够很好地保持乳房健康，还能起到改善胸闷胸郁、支气管性哮喘的效果。

思考与练习

1. 乳房保健的重要性有哪些？
2. 女性乳房保健的措施与禁忌包括哪些内容？
3. 产后乳房保健的具体方法有哪些？

附录

产褥期乳房护理常用的中草药性能简介

1. 通草

为通脱木的茎髓，产于云南、贵州、四川、广西壮族自治区等地。另有梗通草产于江苏、浙江等省。秋季采收，切片、晒干入药。

【性味归经】甘，淡，寒。入肺、胃经。

【功用】

（1）清热利尿：用于湿热小便不利。常配滑石、黄芩同用。

（2）通经下乳：用于少乳。

2. 木通

为多年生藤本植物，产于陕西、四川、吉林、辽宁等地。每年9~10月采收，刮去外皮，晒干切片入药。

【性味归经】苦，寒。入心、小肠、膀胱经。

【功用】

（1）通淋：用于小便淋漓刺痛、口舌生疮等症。常配生地、淡竹叶、甘草同用。

（2）通经下乳：用于关节筋骨不利、少乳。

3. 连翘

为落叶灌木连翘的果实，产于河南、陕西、山西等地。白露前采成熟果实，色青绿者称青连翘，寒露前采者称黄连翘。

【性味归经】苦，寒。入心、胆经。

【功用】

（1）清热解毒：用于发热、目赤肿痛、咽喉肿痛、口舌生疮等症。常配金银花同用。

（2）消毒散结：用于疖肿、痈疮等。

（3）清心火：用于热病心烦，热淋尿痛等。

4. 蒲公英

为多年生草本植物，全国各地均产。春季花初开时采挖全草，晒干入药。

【性味归经】苦，甘，寒。入肝、胃经。

【功用】

（1）清热解毒：用于肝热目赤肿痛。

（2）消痈散结；用于疖肿、痈疮等症。可单用内服或外敷，或配银花、紫花地丁同用。

5. 桔梗

为多年生草本植物，产于江苏、山东、河北、河南、安徽、贵州等地。春秋季采挖，去皮，晒干切片入药。

【性味归经】苦、辛，平。入肺经。

【功用】

（1）宣肺祛痰：用于外感咳嗽，痰多而不爽等症。多与杏仁同用。

（2）利咽喉：用于咽喉肿痛。

（3）消肿排脓：用于肺痈、肠痈、乳痈等症。

6. 瓜蒌

为多年生藤本植物，产于河北、河南、江苏、广西、陕西、四川等地。秋季采摘成熟果实，阴干入药，名全瓜蒌；单用种子名瓜蒌仁；蒌仁碾细去油名瓜蒌霜；瓜蒌去籽瓤将皮晒干入药名瓜蒌皮；瓜蒌根入药名天花粉。

【性味归经】甘，寒。入肺、胃、大肠经。

【功用】

（1）宽胸开结：用于痰气郁结引起的胸满胸痛症。常配半夏、薤白同用。配蒲公英、青皮可治乳痈。

（2）清热化痰：用于热痰咳嗽，痰稠不爽等症。多用瓜蒌皮，一般与冬瓜仁、贝母同用。

（3）润便：用于津液不足的便秘。多用瓜蒌仁。

7. 青皮

为橘树的未成熟果实或果皮。5~6 月份采集，晒干切片入药。

【性味归经】苦、辛、温。入肝、胆经。

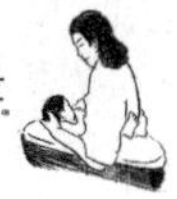

【功用】

(1) 疏肝解郁：用于胸胁胀满，多与香附、郁金同用。乳房疼痛时，常配瓜皮、枳壳、麦芽同用。

(2) 破气散结：用于气血瘀滞疼痛、食积脘腹疼痛等。多与三棱，莪术同用。

8. 王不留行

为一年生草本植物麦兰菜的成熟种子，产于全国各地。夏季采收，晒干入药。

【性味归经】苦，平。入肝、胃经。

【功用】通经下乳：用于经闭、乳汁不下。

9. 党参

为多年生草本植物。产于山西、吉林、河北、内蒙古、陕西、四川等地者称台党参，产于山西省潞安县者称潞党参。春秋季采挖其根，去茎叶，烘干切片入药。

【性味归经】甘，平。入脾、肺经。

【功用】补中益气：用于脾肺气虚、气血两虚之症。可代人参用，其效力较人参弱。

10. 黄芪

为多年生草本植物，产于甘肃、陕西、内蒙古、河北、东北等地。春秋季采挖其根，去泥土，晒干切片入药。

【性味归经】甘，微温。入脾、肺经。

【功用】

(1) 补气固表止汗：用于自汗、盗汗等。同助阳药配伍，治阳虚自汗；同补气药配伍，治气虚自汗；同滋阴药配伍，治阴虚盗汗。

(2) 补脾益气：用于中气下陷、脱肛、子宫脱垂、气虚失血、疲乏无力等。

(3) 托毒排脓：生黄芪用于气虚疮疡内陷，溃后久不收口。常配党参、肉桂同用。

(4) 益气利水：用于气虚水肿。常配白术、茯苓、防己、炙甘草等同用。

11. 甘草

为多年生草本植物，产于山西、山东、内蒙古、辽宁、吉林等地。春秋季采挖其根，除须根，晒干切片入药。

【性味归经】甘，平。入十二经。

【功用】

（1）补脾益气：用于脾虚泄泻。常配健脾药同用，配白芍可止痛。

（2）解毒通淋：用于痈疮、咽喉肿痛等。常与解毒药同用，生甘草梢可治尿痛。

12. 当归

为多年生草本植物，产于四川、甘肃、陕西、云南等地。秋末采挖其根，洗净泥土，烘干，分头、身、尾，切片入药。

【性味归经】甘，辛，温。入心、肝、脾经。

【功用】

（1）补血调经：用于月经不调，痛经，血虚经闭等。常配白芍、川芎、丹参、益母草等。

（2）活血解毒：用于痈疽、跌打损伤、肢体麻木、风湿疼痛、痢疾等。

（3）润肠通便：用于血虚便秘。常配肉苁蓉、火麻仁、枳壳同用。

13. 路路通

本品为金缕梅科植物枫香的果实。秋冬季采集，晒干生用。

【性味归经】味苦，平。归肝、胃经。

【功用】

（1）祛风湿，利水：用于风湿痹痛、肢节麻木、四肢拘挛、水肿、小便不利、风疹瘙痒。

（2）通经络、下乳：用于气血淤滞、乳汁不通。

14. 漏芦

本品为菊花科植物祁州漏芦或禹州漏芦的根。春秋季采挖，晒干切厚片生用。

【性味归经】味苦，寒。归胃经。

【功用】清热解毒、消痈肿、下乳汁：用于痈疮肿痛、乳痈、乳房胀痛、血痢、尿血、血痔。

15. 麦芽

本品为禾本科一年生草本植物大麦的成熟果实经发芽干燥而成，全国各地均产。将麦粒用水浸泡后，保持适宜温湿度，待幼芽长至约 0.5cm 时采摘，干燥后生用或炒用。

【性味归经】甘，平。归脾、胃、肝经。

【功用】消食健胃、回乳消胀。

参考文献

1. 卢碧英等：《简明产科护理》，人民军医出版社，2006 年
2. 李红萍：《催乳按摩彩色图解》，辽宁科学技术出版社，2009 年
3. 骆红星、高建飞：《中医催乳手册》，湖北科学技术出版社，2009 年
4. 郑修霞：《妇产科护理学》，人民卫生出版社，2012 年
5. 刘静波：《孕产妇营养配餐》，化学工业出版社，2006 年
6. 彭铭泉：《中华药膳纲目》（上、下册），华文出版社，2010 年
7. 吕文良：《产后催乳回乳方法》，金盾出版社，2006 年
8. 史锁芳：《中医经典产后调养》，江苏科学技术出版社，2009 年